U0391675

生长在时光的柔波里

本草

嵇元 嵇晔 著

三淼 绘

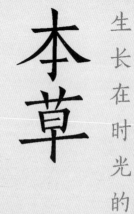
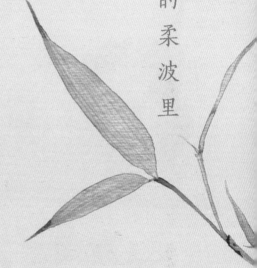

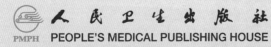
人民卫生出版社
PMPH PEOPLE'S MEDICAL PUBLISHING HOUSE

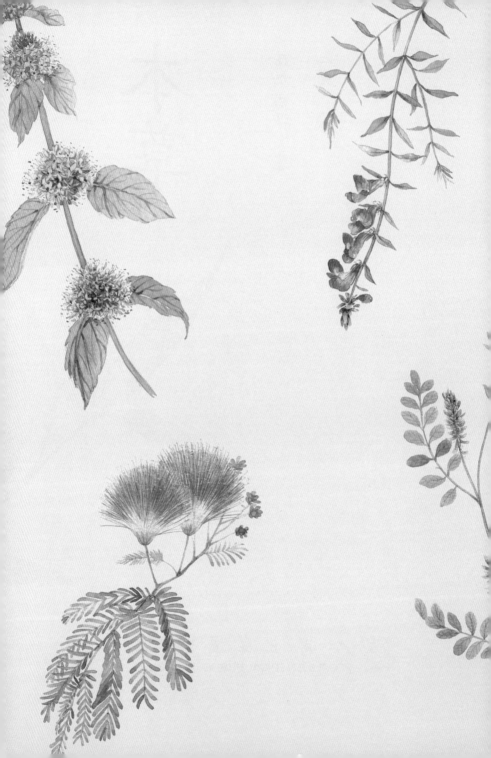

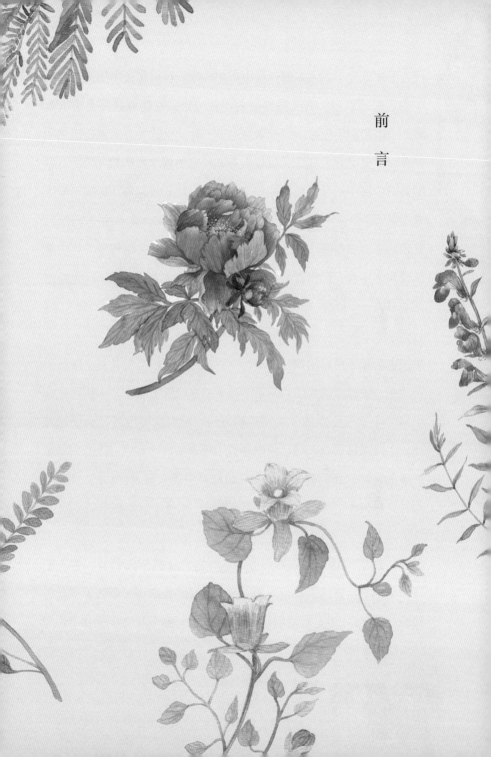

前　言

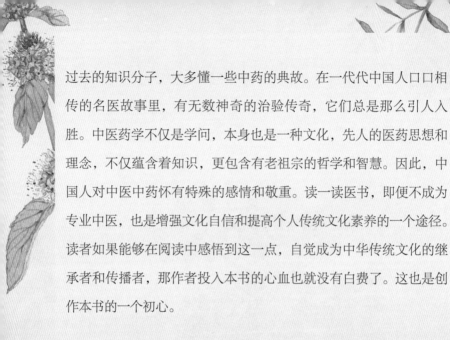

过去的知识分子，大多懂一些中药的典故。在一代代中国人口口相传的名医故事里，有无数神奇的治验传奇，它们总是那么引人入胜。中医药学不仅是学问，本身也是一种文化，先人的医药思想和理念，不仅蕴含着知识，更包含有老祖宗的哲学和智慧。因此，中国人对中医中药怀有特殊的感情和敬重。读一读医书，即便不成为专业中医，也是增强文化自信和提高个人传统文化素养的一个途径。读者如果能够在阅读中感悟到这一点，自觉成为中华传统文化的继承者和传播者，那作者投入本书的心血也就没有白费了。这也是创作本书的一个初心。

中医中药除了可以治病，还有一个西医西药所没有的长处，就是强调养生，讲究未病先防。两千多年来，在行医实践中，中医前辈们积累了丰富而有效的养生理论和方法。随着我国经济社会快速发展，人民生活日益改善，用中医、中药来治病、养生，正受到越来越多的人的信任和喜爱。中药已是许多中国人日常生活的一部分；而且，中医、中药在国外也被越来越多的人所了解和接受。

但是，这毕竟是一门浩瀚而复杂的学科，疾病因人而异，各不相同，掌握其精髓何其难也。南北朝时的《颜氏家训·杂艺》中就告诫说："医方之事，取妙极难。"因此，在一部十几万字的书中讲清

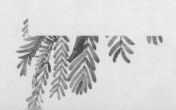

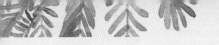

楚中药的历史文脉并非易事，在与本书策划编辑的无数次沟通中，我们的观点达成了一致，那就是做一本文字清新、内容真实，有唯美的原创手绘插图，既讲述传统知识又介绍最新进展信息的中药科普书，以该书为起点，帮助各个年龄层和文化知识结构的人群，了解最常用中药最基本的知识点，能给读者留有深刻印象，引发读者的思考，更重要的是培养读者的兴趣，在阅读中体会中华四千年医药文化的博大精深，在读者心中播下探寻生命世界的火种，引发读者对人类智慧遗产的无穷好奇心，这就是创作本书的又一初心。

中药虽老，却要新说，今天人们需要的是与时俱进的中药知识。正是由于历代都有新知，才能累积成今日博大精深的中药知识宝库。解放以后，一代代中医药从业人员或研究人员，利用科学技术对中医药进行挖掘、研究、提炼，常有令人惊喜的新发现和新成果。这些成果让古老的中药迎来了又一次青春。笔者写作此书时注意广引新知，避免内容单调、知识老化。谈中药不能脱离医理纯谈药学，这既是中药之高深，也正是中药魅力所在。本书在介绍中药时，也适度兼顾浅显而应该了解的中医理论基本知识，这对读者是有益的。

本书虽然不是一本包罗万象的中药书，却是一本可读又耐看的文化读本。但在文化读本的基础上，我们还兼顾了科学性和专业性，这

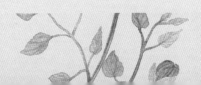

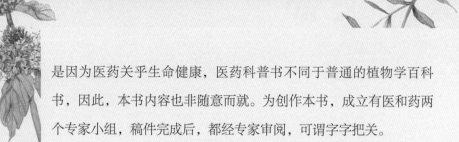

是因为医药关乎生命健康，医药科普书不同于普通的植物学百科书，因此，本书内容也非随意而就。为创作本书，成立有医和药两个专家小组，稿件完成后，都经专家审阅，可谓字字把关。

书中介绍的中药品种，是根据三甲医院苏州市中医医院统计三年用药情况的大数据筛选的，写作时主要依据中医药经典或权威著作包括国家药典，首批选择了73种中药，加上兼带简介，大约介绍了百味中药。

图文并茂是中药书的传统，本书特请画家精心绘画，幅幅精美耐看，并且配了中药材的原药和饮片的照片，使本书有了非常好的观赏性和知识性。

此书有许多特点，相信读者看后就会知道，作者是用心在写作、编辑是用心在设计。希望通过本书能给读者以中药的正见和新识，也憧憬读者在阅读本书会有爱不释手的感觉："啊，怎么就看完了？"如您有此感，那么《本草2》的诞生，将指日可待。

嵇元　嵇晔　执笔

秋水　校

2016年盛夏荷花开时于姑苏

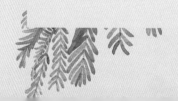

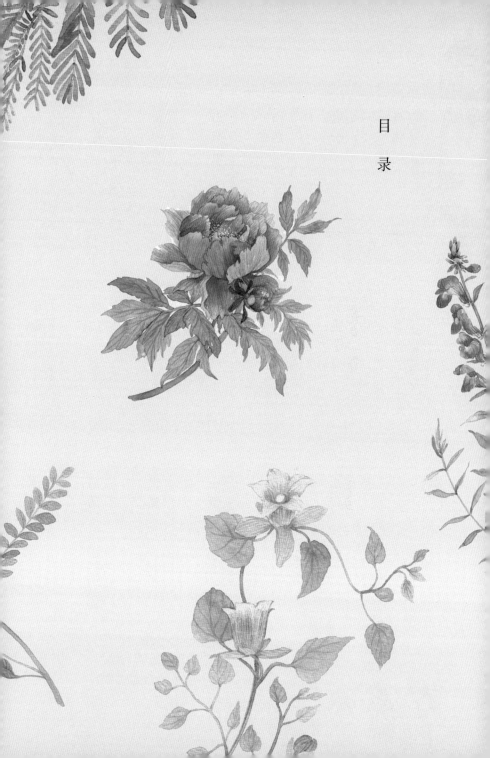

目　录

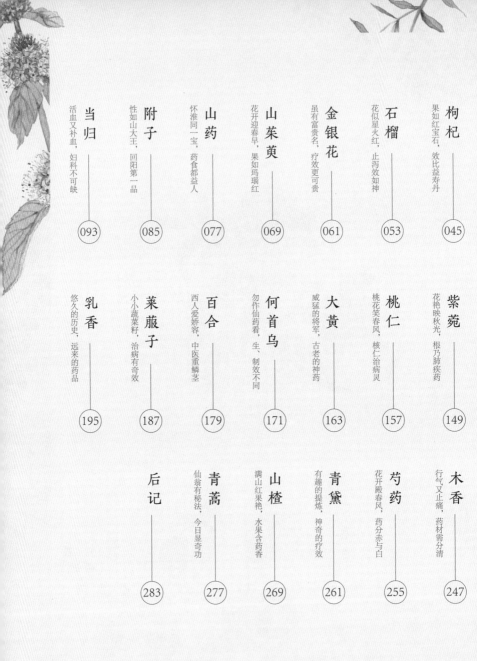

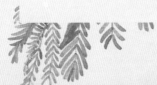

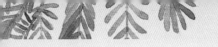

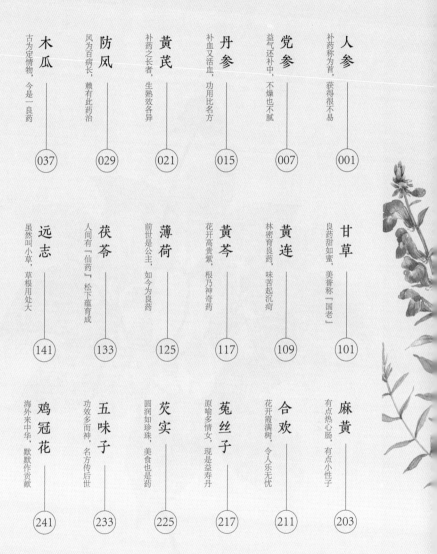

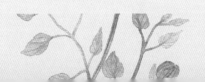

味甘，微寒。

主补五脏，安精神，定魂魄，止惊悸，除邪气，明目，开心益智。

——《神农本草经》

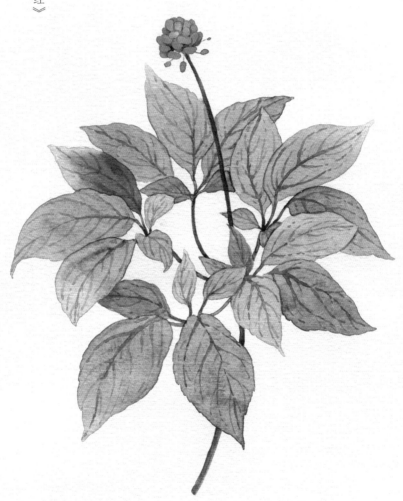

人参

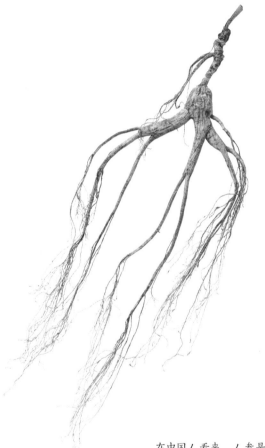

在中国人看来，人参是可以起死回生、延年益寿的仙药、地精，被誉为"百草之王"，李时珍说它根如人形，有神（即有灵性），谓之神草，野山参更是难觅的名贵中药。

人参是生长在长白山一带深山老林里的一种五加科植物，喜阴凉，混在杂草中不容易被认出。秋天时，人参结出红红的果子，就比较容易认出来了。每到秋天，挖参人就搭伙进山，他们管这叫"赶山"。

采参有许多讲究。发现了人参，要先报告"把头"（领队），"把头"带领大家"喊山"，然后用红绳子系住人参的茎。采参人把人参称为人参娃娃（或称为棒槌而避讳叫参）。他们认为，人参是有灵性的；若是不喊不系，它会跑掉的。一套仪式做完，才开始用专门的挖参工具挖参。他们细心地将参连细须完整挖出（挖参人叫抬出来），然后用苔藓包好，再包上桦树皮。最后还要将人参果（籽）丢在附近，以便将来再长参。在采挖所有中药的过程中，要数挖人参最为神秘、庄重、复杂，人参所附带的重重神秘感，让古人对它怀有独特的感情。

说到底，这还是由于人参的难得和名贵。一群人进山采参，有的赶山一趟只采挖到几根小参，有的可能整个冬天没见到人参影。现在因野山参资源濒临灭绝，国家已列入保护不准再采挖了。

人参

人参是一种多年生植物，第一年生出三个小叶，当地人叫"三花"，第二年生长出一个复叶，叫"巴掌"，三年生两个复叶叫"二甲子"，四年后生三个复叶，叫"灯台子"，人们就是用这样的办法来识别人参生长的年份。山里的野人参，过去有个说法，叫"七两为参，八两为宝"，这里的八两指的是半斤，参要长到这个重量，需要一两百年或更多。直到上世纪七十年代，中医药界还用老秤计量，一斤（500克）为十六两，每两十钱，每钱十分。现在看唐宋以来中药古书，一定要注意分量的转换，大致上，明清和民国、建国后改革开放前的医药书中所说的中药一钱，约等于3克。

明代以前，中医用的人参其实是潞州上党的一种植物，因挖掘太滥竟致绝种。后来改用辽参，就是东北一带所产的人参，也有一部分是来自朝鲜半岛。

清代《浪迹丛谈》卷八"参价"条中说："乾隆十五年，应京兆试，恐精力不支，以白金一两六钱易参一钱，廿八年，因病服参，高者三十二换，次亦仅二十五换，时已苦难买，今更增十余倍矣。"（"三十二换"即三十二两银子换一两人参）诗云："中人十家产，不满一杯味。"这里所说的"十余倍"，算下来是需二三百两银子才能买到一钱野山参，当时参之贵重，于此可见。

清廷将山海关外作为"龙兴"之地，不准普通百姓采参。那时候，采参需要皇帝发放特别许可证。可见人参的珍贵，全在于它数量稀少、采挖艰辛和皇家垄断。因为人参稀缺，早在明代，我国参农就已开始种植人参，《本草纲目》说："（人参）亦可收籽，十月下种，如种菜法。"其实人参很娇贵，对生长环境要求苛刻，哪像种菜那么简单。经过长期的探索和积累，现在东北参农已经有了比较成熟的种植经验。常见的人工种植人参有两种：一种是林下参，就是将原始森林砍掉，改为参地，种几年后，参地里的营养已被参苗吸尽，需将人参挖起来，再移栽到新的参地里；一种是园参。种植人参还需要根据当地的日照、温度、地势等自然条件，分别搭全荫棚、双透棚、单透棚等，每道环节都极为讲究，稍有不慎，就会血本无归。这可不是简单的活。

人参的炮制非常复杂，导致商品人参的品种、档次相当多。如直接晒干的叫生晒参，在煮沸的冰糖水里"炸"过的叫白糖参，蒸过的叫红参，还有鲜参，山里挖来的野参则叫野山参。人参头也叫参芦，是一味催吐药。人参身、须属于补气类中药，参须药力薄，入药主要用参身。生晒参较白糖参药力强，但较红参弱（中医还认为红参性偏温）。白糖参药性平和，价格也不贵。

人参的效用确实神奇。《神农本草经》记载着中国四千年前就已形成的人参药用的精髓："人参，味甘微寒，主补五脏，安精神，定魂魄，止惊悸，除邪气，明目，开心益智。久服，轻身延年。"在几千年的实践过程中，中医药工作者们对人参的性味有了更深的认识，认为人参性味微温。但人参"补元神药"的地位从未被撼动。人参的总皂苷是其最主要的神奇物质。国家药典说人参"大补元气，复脉固脱，补脾益肺，生津，安神。用于体虚欲脱，肢冷脉微，脾虚食少，肺虚喘咳，津伤口渴，内热消渴，久病虚羸，惊悸失眠，阳痿宫冷；心力衰竭，心源性休克"。

过去说人参可用来"吊命"，就是病人到了命悬一线时，灌以人参汤，常能转危为安或多挨几天。病人阳气濒绝，用"独参汤"或人参加上附子的参附汤，可以回阳救逆。但今天心力衰竭、脑卒中、严重外伤出血等危重病人，以送医院急诊 ICU（重症监护室）进行抢救为要，单用人参抢救危重病人的情况大大减少了。

临床上通过配伍其他中药，人参治疗的范围更广，现在则更多用于一般病情的治疗，也可泡茶、浸酒、炖鸡等作日常滋补。但人参毕竟是味药，不能随便吃，一般性体虚或健康人，不宜吃昂贵的野山参或红参。吃人参还有一定的禁忌证和副作用，无论是泡茶、入菜来补益身体，还是治病，都应该咨询医生。

补中，
益气，
生津。

治脾胃虚弱，
气血两亏，
体倦无力，
食少，
口渴，
久泻，
脱肛。

——《中药大辞典》

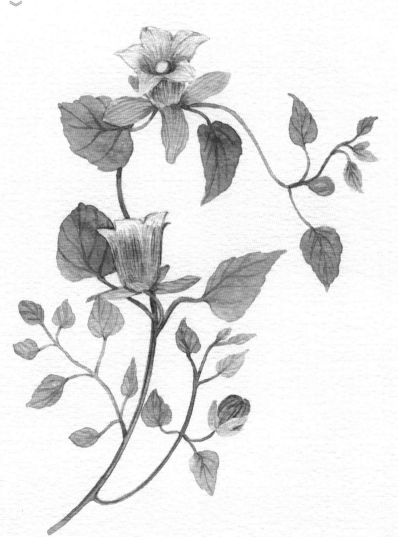

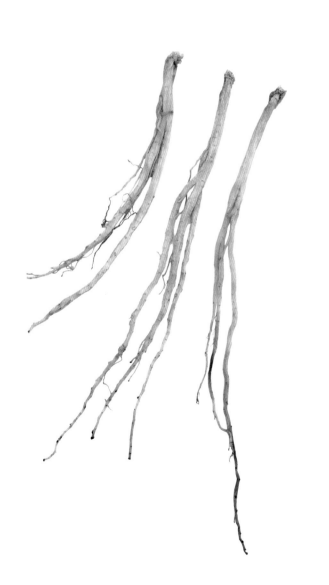

党参

益气还补中，不燥也不腻

故事发生在清中期。

有一农民患了痞积之证，腹部膨大如瓮。有一次他遇到一位方士，方士将自己的医术吹得神乎其神，教他外用灸法，内服散药，说是可以除根。

这农民信了他的话，几天以后，"忽觉心嘈如饥，吐下紫瘀成碗成盆，头晕不能起坐"（即使在今天，也不能随便听信那些街头摇唇鼓舌将自己的医术或药吹得神乎其神的所谓"神医"，患了病还是应该去正规医院看病）。这位农民很贫穷，无钱请医，就让人抬到镇上亲戚家。

这亲戚很负责任，请的医生是歙县名医程杏轩，程医生出生于中医世家，融汇了历代其他医家学术精华，形成了自己独特的医术特色，著有《医述》《杏轩医案》等书，为中医史上"新安医学"的发展作出了很大贡献。程杏轩出诊来到这户人家，见病人蜷卧榻上，正在闭目呻吟。他刚要诊脉，病人口中又有像猪肝样的血块涌出，吐得满地都是，"昏晕，手战，切牙"。程杏轩给病人把了一下脉，发现脉并不散乱（心律还没有紊乱），认为还有救治的希望。就关照先不要惊动病人，等他苏醒过来。然后给病人灌食了一些米汤，先安一下胃；接着灌服党参汤。服了党参汤后，未见异常，程杏轩又开了"八珍汤"药方，让病人服。第二天，病人亲戚来说病人血已止，病情有所好转，程杏轩于是调整用药，开了新处方。经过精心治疗，病人终于转危为安。

程杏轩见病人病情危重而不慌乱，对病人生命负责，很有担当，今天看到他《杏轩医案》（初集）中关于救治这位农民的记载，让人对他的医德和高超医术心生敬意。值得一谈的是，他在这里首先用的药，是党参。

而在明代的药典《本草纲目》中，还查不到党参这味药。那么，党参是一味什么中药？

现在我们所用的党参，最早收载在乾隆年间刊印的《本草从新》里，其味甘，性平，归脾、肺经，有"补中，益气，和脾胃，除烦渴"的功效，和人参差不多。

过去，人参价格昂贵，名堂众多，效果差别较大，一般人吃不起。从《本草从新》的记载可以看到，长期以来，人们用一种"上党人参"（简称党参）代替人参。明代《肯堂医论》（卷下）有一个关于妇科验方"坤元是保丹"的方子，其中提到的党参，应该就是"上党人参"。据上海科技出版社《中华本草》"党参"条介绍，所谓"真党参"，是产于山西上党（今山西长治）的五加科人参。由于该地区的真党参逐渐减少乃至绝迹，后人遂用其他形态类似人参的植物充之，并沿用了"上党人参"的名称，简称"党参"，医生在处方中需要用到补气类中药时，常常开党参而不是人参。

《本草从新》中就已经说"真党参久已难得，肆中所卖党参，种类甚多，皆不堪用。唯（外形类似）防风（的）党参，性味和平足贵，根有狮子盘头者真，硬纹者伪也"。《中华本草》也说："至清代医家已清楚地认识到伪充品与人参的功用不尽相同，并逐渐将形似防风、根有狮子盘头的一类独立出来作为新的药材品种处理，定名为：'党参'。"也就是说，清代医家已经意识到"上党人参"不能完全替代人参，将其定位为一种新的药材，并在上党人参绝迹后，为满足临床需要，不断寻找它的替代品。

功夫不负有心人，竟然在众多的植物中，真的找到了不少药效和原先"真党参"差不多的植物，这些植物在中医药界一直都用党参之名。最后选定"形似防风、根有狮子盘头的"的一种植物作为党参。

那么，医药家们找到的替代了真党参的是什么植物呢？据《中华本草》记载，一直到现在临床还在采用的党参，是桔梗科植物党参、素花党参、川党参、管花党参、球花党参、灰毛党参的根，该书还介绍说临床上各地作党参入药的还有长花党参、绿花党参、光叶党

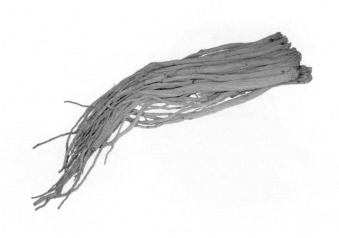

党参

参、新疆党参、小花党参、大花党参等 13 种植物，全世界有党参类植物 40 种，中国有 39 种。国家药典承认桔梗科植物党参、素花党参或川党参的干燥根为中药材。

这么多党参植物，是不是党参的品种有点乱了呢？也不能这么简单来说。曾用于临床的党参超过了二十种。可以说，为了寻找可以替代真党参的五加科植物，勤劳智慧的医药学家在短短二百来年中，找到了二十几种实际药效差不多的、都可称之为党参的桔梗类植物，从而满足了临床治疗的需要。正因为有了这么多、分布也很广的党参植物为药源，才确保了临床的大量需求。

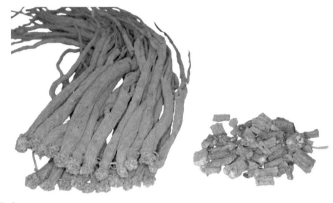

党参

国家药典记载党参的功能与主治为："补中益气、健脾益肺。用于脾肺虚弱，气短心悸，食少便溏，虚喘咳嗽，内热消渴。"但因临床上党参用得相当多，医生们对党参的功能和药效也认识得比较深刻，认为它药性平和，不燥不腻，可以用于治疗的疾病较多，特别是在治疗气血两虚证的一些疾病时，可作首选。有许多经典成药，原方是用人参的，后来也改用了党参。甚至有些外感病、热结里实的病人体质较弱，医生在治疗的同时觉得还需要补益，如用人参，药力太劲，不太适宜，而用党参就可以。所以性和力缓的药，反而有其长处。

党参虽是一味"药龄"年轻的中药，但它就像才干出众而又酬薪不高的青年，疗效确实，药价（和人参相比较）不贵，在众多的中药中很快就脱颖而出，现代发现还有抗衰老、抗肿瘤、调血脂、调节血糖等功效，基本上可以名列临床上八大最常用中药之一。

味苦，

微寒。

主心腹邪气，

肠鸣幽幽如走水，

寒热积聚，

破症除痕，

止烦满，

益气。

——《神农本草经》

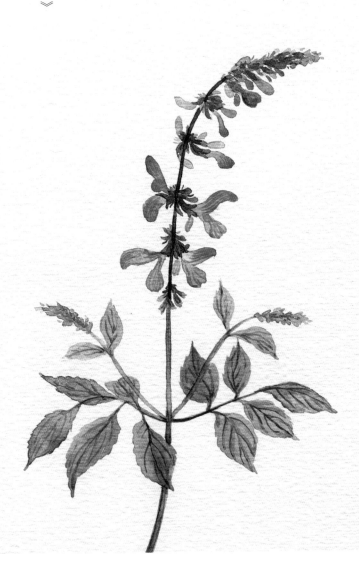

丹参 补血又活血，功用比名方

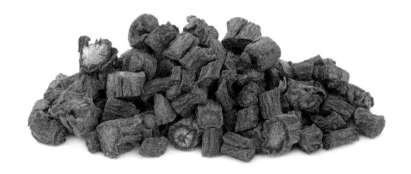

一味丹参，功当四物（"当"字或用兼、同、抵等字，意思是一样的）。

这是数百年来中医常说的一句话。所谓四物，就是四物汤。

四物汤是中医最经典的名方之一，由当归、川芎、白芍、熟地黄四味药组成。此方是由《金匮要略》中主治妇科漏下、半产后下血不止等证的芎归胶艾汤化裁而来（本书芍药篇还有另一种说法），有补血调血的功效。清代名医汪昂（1615-1694）说："四物地芍与归芎，血家百病此方宗。"一般认为这四味药血虚能补，血燥能润，血溢能止，血瘀能行，如以四物汤为基础，根据病情相应加阿胶、艾叶、甘草、柴胡、桃仁、黄芪等药，可变化出许多其他药方，治疗更多的疾病。

虽说丹参有这样与众不同的特性，深得医生的喜爱，但丹参和四物汤其实还是有区别的。李时珍对丹参的体会是，在用于妇科病时，可以和四物汤差不多。他在《本草纲目》中说："四物汤治妇人病，不问产前产后，经水多少，皆可通用。惟一味丹参散，主治与之相同。盖丹参能破宿血，补新血，安生胎，落死胎，止崩中带下，调经脉，其功大类当归、地黄、川芎、芍药故也。"

但有人认为，丹参有丹参的功能与主治，四物汤有四物汤的功能与主治，并不能互相替代。有些医家说，治病要根据病人各不相同的病情，有的需要补血，有的需要安神，有的需要调血，不能简单限于"丹参功抵四物"这句话。张秉成的《本草便读》（刊于1887年）说得比较好："丹参，（虽然）功同四物，（但其特点是）能祛瘀以生新，善疗风而散结，性平和而走血……补血之力不足，活血之功有余，为调理血分之首药。"

也有些医家认为，如果只是简单地讲丹参抵四物（汤），就将丹参自己本身所独有的治病功效掩盖了。说一味丹参抵得上四物汤，无非是对丹参这味药评价非常高，并且绝非一种简单的比较。丹参确实不仅仅是一味妇科用药，据《中华本草》对丹参功能与主治的介绍："活血祛瘀，调经止痛，养血安神，凉血消痈。主治妇女月经不调，痛经，经闭，产后瘀滞腹痛，心腹疼痛，癥瘕积聚，热痹肿痛，跌打损伤，热入营血，烦躁不安，主烦失眠，痈疮肿毒。"简单用一句话概括就是，丹参既能养血又擅活血。

现在丹参的临床用途很广。当代医家以丹参长于活血化瘀的特性，用其治疗心脑血管等疾病。中医有句说法，"通则不痛，痛则不通。"冠心病会导致心绞痛，这胸口疼痛表明心脏血管不太通，是一种严重的症状，治疗时可以考虑用丹参来活血化瘀。既然丹参能治疗心血管疾病，那么能不能用来治疗脑血管疾病呢？实验发现丹参确实有改善脑循环、抗血栓形成、降低血粘度的疗效，对急性脑缺血有确切的预防和治疗作用。通过注射丹参液或复方丹参注射液，可以治疗有关脑血管疾病。

假如查检关于丹参治疗新进展的论文，会发现很多探索成果。如治疗小儿重症肺炎、小儿哮喘、迁延性肺炎、糖尿病并发慢性多发性周围神经炎、多种神经系统损害（腰神经根受压、颈神经根受压、脊髓压迫症、脊髓肿瘤切除术后、脊髓侧索硬化症）、神经衰弱（如失眠等）、硬皮病、鼻炎、慢性肾功能减退等，丹参真是一味用处很大的良药。

更何况，中药经过医生搭配，药效往往会"一加一大于二"，使治疗的范围更广，一些以前感到棘手的疾病，有了新的治疗途径，丹参也是这样。比如糖尿病眼病是糖尿病最常见的慢性并发症之一，易引起患者视力减退甚至失明，是世界范围内重要的致盲性眼病，目前临床上尚无治疗药物。唐洪梅等的《丹参联合葛根对糖尿病眼病模型大鼠的协同作用》（刊于《中国药房》，2014 年第 11 期）介绍，他们通过研究发现，丹参与葛根配伍可明显促进葛根素的体内吸收、分布，改善模型大鼠眼组织病变，但二者联用是如何发生相互作用及相关机制，研究者还没搞清楚。可见，中药是多么神奇啊！

丹参在临床上的应用不断扩大，导致药材需求量剧增，各地药农大量栽培，出现了药材市场以不同种类的植物来源充当丹参出售，野

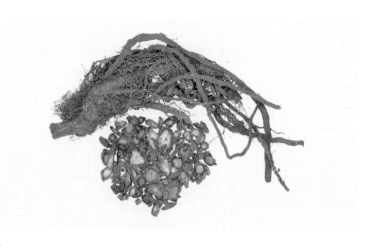

丹参

生丹参和栽培丹参都出现在临床的情况。据调查研究报告，丹参是
一种种类丰富的唇形科鼠尾草属植物，各地均有分布，可入药的植
物种类达 36 种（含变种和变形）。国家药典就认定了一种丹参。这
种丹参开蓝紫色的花，茎四棱形，这符合宋代药物学家苏颂（1020-
1101 年）所说的丹参"茎方有棱……开花成穗，红紫色"的特征。
而目前实际入药的并不仅是这一种丹参，至少有大叶丹参、紫花丹
参、白花丹参等。因此，现在许多人都在开展对丹参药材的研究，希
望通过筛选出有效的 DNA 条形码来作丹参药材的鉴别，从而确保临
床使用丹参的有效性。

唉，人们对丹参之所以这样较真，实在是因为它太重要了啊。

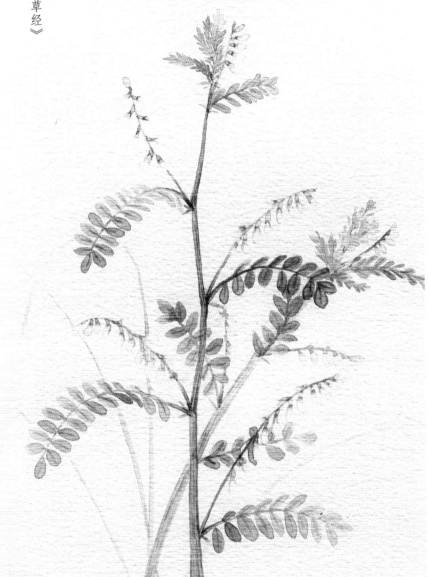

味甘，微温，
无毒。
治痈疽，
久败疮，
排脓止痛，
大风癫疾，
五痔，
鼠瘘，
补虚，
小儿百病。
生山谷。

——《神农本草经》

黄芪

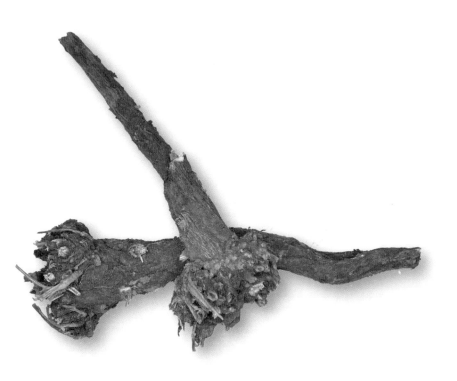

1400 年前的江南，正是南朝最后一个皇朝陈朝，最后一位皇帝陈后主（名陈叔宝）在位的时期。

梁武帝的大女儿、陈后主的母亲柳太后病倒在弘范宫里，已经不会说话，病情相当沉重。御医生诊断太后患的是一种和"风"有关的疾病。中医对风、痰等病因，有着自己的解读，和西医理论并不一致。我们如今猜测柳太后的风疾，大约是脑卒中，她牙关紧闭，灌不进药，病势凶猛，众医无从下药。

陈叔宝之所以能做上皇帝，全靠母亲。公元 583 年，陈叔宝的父亲陈宣帝在新年后因病驾崩，第二天，他的弟弟就发动政变，用刀砍陈叔宝头颈，幸未中要害，陈叔宝逃了出去。当天内乱就被平定，再过一天，陈叔宝登基为帝。而平定内乱，扶他上位，都是靠了他母亲柳皇后的决断。现在母亲病重，他如何不急？但众医生已经束手无策。得知新蔡王手下任外兵参军的许胤宗懂医，陈叔宝便召他来谈谈看法。

许胤宗看过病人后说："口不可下药，宜以汤气薰之。令药入腠理，周理即差（瘥）。"用药的汤气薰蒸来治病，陈叔宝没听说过，但母亲已病到这样程度，就"死马当作活马医"吧，就批准了治疗方案。

据《旧唐书》卷一百九十一"方伎"上记载，许胤宗"乃造黄芪防风汤数十斛，置于床下，气如烟雾，其夜（太后）便得语"。那个时代的床和今天的床不同，大致相当于榻，是供人坐的。因为上面要放席垫，有的榻面是有空隙的，可以让蒸汽透上来。一斛大约相当于10斗，后改为5斗，数十斛药汤，其量也不少呢！

想来那天，陈朝宫廷里的灶头都在煮药，宫中飘满了药香吧，宫女、太监忙着将热药汤送进弘范宫里，凉了赶忙撤下再换上热的，进进出出忙得汗流浃背。这样的治法，不知要用掉多少药材、要多少人煮药，治疗成本如此巨大，大概也只有皇家才能搞定，一般人家还不容易办出一大锅一大锅热腾腾的药汤呢！

这次治疗时间也够长，一直薰蒸到了夜里，柳太后才恢复了说话。加上其他康复治疗措施，太后的病果真治好了。许胤宗因此得到破格提升，当上了太守。

柳太后得享高寿。陈朝灭亡后，她和陈后主都被隋军送到长安，陈后主活到604年，她却活到615年，享年83岁。

防风黄芪汤说来神秘，其实只有黄芪、防风两味药，等分熬制。清代《医宗金鉴》也以治疗中风不能言，脉迟而弱记载了这张方子，并引一医者的解释:"夫风者,百病之长也,邪风之至,急如风雨,善治者治皮毛,故用防风以驱逐表邪。邪之所凑,其气必虚,故用黄芪以鼓舞正气。"

黄芪在这汤药里是主药,后人评价是"鼓舞正气"。这正气,大约是指人生命力的正能量(包括各种免疫力、代谢机能、抗氧化等等)吧。

中医对人身体的虚,研究得很仔细,什么气虚、血虚、肾虚(还分肾阴虚、肾阳虚)、肺虚、脾虚……中医为什么不建议一般人随便瞎吃补品呢?就是因为补的学问太大了,外行人很难搞得清,瞎吃补药必定引出副作用。黄芪在中药里,属于补益药中的补气类药,在《本草纲目》里,排在人参前面,可见其地位并不一般。黄芪的药用历史始见于汉墓马王堆出土的帛书《五十二病方》,迄今已有2000多年,历代中医中药书对黄芪的论述、分析,都十分细致,临床应用也很广泛。大致说来,黄芪的功能是益气升阳,固表止汗,利水消肿,托毒生肌等等。

而在临床应用上,那就一下子讲不完啦。比如这个益气,就一言难尽。中医认为黄芪味甘性温,归肺经,主治脾肺气虚。有咳喘气短、倦怠乏力症状的慢性呼吸道疾病,就可用黄芪。中气不足,需

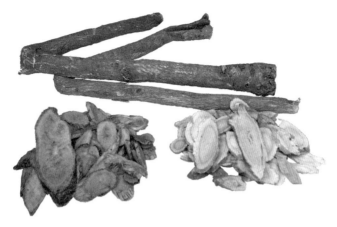

黄芪

要益气治疗的疾病，如脱肛、子宫下垂，甚至因为气虚（中医叫气不摄血）导致的吐血、嗽血、便血、尿血、崩漏等，也可用黄芪。气血不足导致的疮痈日久不溃，或溃后排脓不畅，溃疡后久不收口，中医认为需要"托"一下，或促进一下"生肌"，此时就会用上黄芪了。中医还认为人的浅表部分有一道无形防线，叫"卫气"，卫气虚会导致人的自汗，用黄芪配上防风、白术等其他药内服治疗，会收到较好的效果。

黄芪的这些功能都是中医的传统经验和看法，民间也将它称之为长寿药，今天人们通过实验室，发现黄芪有更多的正面作用。研究发现使用了黄芪后，能诱生干扰素；还能让血红细胞和血红蛋白增加，提高和恢复红细胞的功能；还能改善心肌功能；还有报告说能提高抗病毒和抗癌作用……

黄芪有多种同类植物，生长在北方，山西、内蒙古、河北、甘肃、吉林等地的黄芪，产量大、质量好，被称为绵黄芪，其他还有北芪、西芪等。使用黄芪时，需分生、熟。生黄芪的主要作用是益气固表，利尿托毒，适用于自汗、盗汗、水肿、痈疽不溃或溃久不敛等证；用蜜水炒过后叫炙黄芪，补中益气功能强，适用于内伤劳倦、脾虚泄泻、气虚、血虚、气衰等证。

李时珍对黄芪评价很高。黄芪旧称黄耆，李时珍说："耆，长也。黄耆色黄，为补药之长，故名。今俗通作黄芪，或作蓍者非矣。"在他眼里，黄芪是药中长者，是中药中补益类药的领头人。因此他在《本草纲目》中坚持写黄耆，而不肯随大流写黄芪，他这是向这味性格温和、补益作用确切的中药，表达一种敬意。

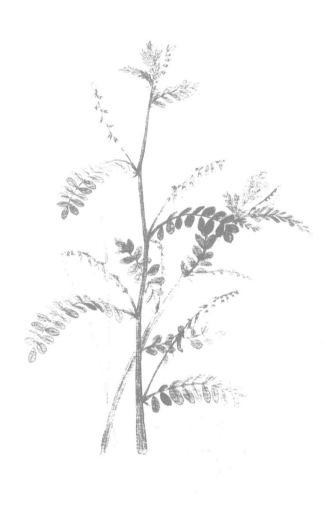

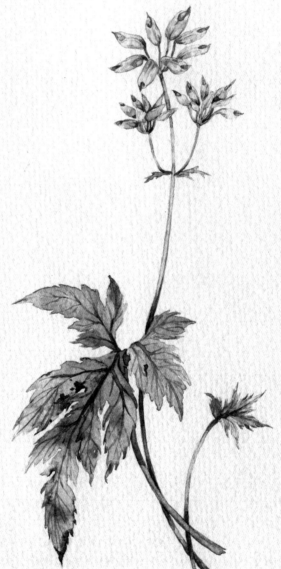

味甘，温，

无毒。

治大风，

头眩痛，

恶风，

风邪，

目盲无所见，

风行周身，

骨节疼痹，

烦满。

久服轻身。

——《神农本草经》

防风

风为百病长，赖有此药治

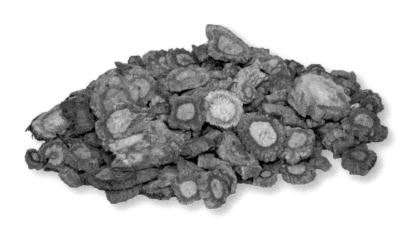

中国许多地方建有药王庙，在这里受到人们香火供奉的药王，不是天上的神，而是隋、唐时的名医孙思邈（581-682 年）。他因为医术高超、医德高尚而广受尊重，又因为他是道士，人们也尊称为孙真人。他认为"人命至重，有贵千金，一方济之，德逾于此"，将自己的两部著作均冠以"千金"二字，名《千金要方》和《千金翼方》，这两部书也是中国医学史上的里程碑著作。

在《千金要方》卷八"治诸风方·诸风第二"中，孙思邈介绍"治风无轻重，皆主之方"的药方"续命煮散"时，讲起了他的一件往事：

> 吾尝中风，言语謇涩，四肢痿曳，处此方日服四服，十日十夜，服之不绝得愈。

这段话的意思是，他曾经患过中风，虽然言语艰难，行动不便，但因为脑子还清楚，就自己拟了一张药方，十天中不停地服用药汤，终于治愈。

中风又叫卒中，属于脑部血管疾病，包括脑梗死、脑出血等，是一种危重疾病，轻者偏瘫、失语，重者有生命危险。孙思邈此次中风，由于自治及时，得以治愈，非常难得。孙思邈在将此方记入自己的著作时，特地以"续命"命名，是说此方有起死回生之效，他还以自己的治疗经过和效果来证明这张方子的有效，表明他希望此方能得到后人的重视。

此方由麻黄、人参、黄芩、白芍等15味中药组成，其中有一味药相当引人注目，就是防风。孙思邈在该书中介绍了小续命汤、大续命散、排风汤、小八风散、大防风汤、续命煮散等29个治疗各种类型中风的方子，其中有一半以上用到防风。

当今临床上较少用到续命煮散，而对由孙真人另一个名方小续命汤改良而成的复方小续命汤的应用较为广泛。而小续命汤和续命煮散的药方构成有相似之处，所用主药基本一致，而在配伍上根据不同病况的需要亦有精妙的调整，展现出孙真人高妙的医术，令人高山仰止。

无论是孙真人的续命汤还是今天的复方小续命汤，其中都有一味始终要用到的基础中药，那就是防风。

防风对应的植物，不是一种，据说有的古代医书上所说的某种防风，并不是现在临床上所用的防风。原先防风产地较多，后来逐渐

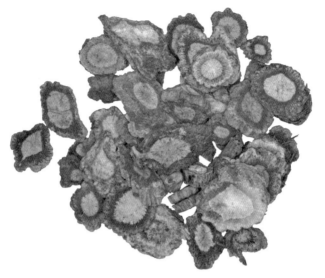

防风

北移，现在所用的防风，为伞形科多年生草本植物防风的根，出产在东北三省的，称之为"关防风"，肉厚而滋润，品质最佳，产于河北、山西的名"西防风"，产于山东的叫"青防风"，产于四川的叫"川防风"，云南的叫"云防风"，治疗效果都是一样的，但越往南，药材的质量就越差，用药时还需留意其中的精微差别。

防风这个药名源自它的功效，"防者，御也，其功疗风最要"（李时珍语），意思是它能抵御"风"这一致病因子对人体的侵害，有的古书说它能"治三十六般风"（《日华子本草》），也有的说防风是

"疗风通用，泻肺实，散头目中滞气，除上焦风邪之仙药也"(《医学启源》)，对它的评价是很高的。

那么，中医所说的"风"是什么病呢？说来话长。中医认为，导致人生病的外来因素有六种，统称"六淫"，即风、寒、暑、湿、燥、火。而"六淫"中的风，四季皆有，其性善动，常兼他邪而伤人，为外邪治病的先导，可说是"百病之长"。《黄帝内经素问·风论》说："故风者百病之长也，至其变化，乃为他病也，无常方，然致有风气也。"又说"风"导致的病，病情会发展很快："风者，善行而数变，腠理开则洒然寒，闭则热而闷。"中医又发现风有内风、外风，如中风就是内风所致；风又有寒、热的区别，治感冒就必须区分风寒、风热……风引起的病还有风喘、风厥、风痉、风晕、风眩、风疹、风癣、风湿、风痫、风温、风痹、风痰、风瘫、风癫，等等，真所谓变化无常，为病不一。

治疗这些因"风"导致的疾病，中医常会考虑用防风这味药。从外感风寒或风热的感冒，到风湿痹痛的关节炎或类风湿关节炎，从脑血管疾病到小孩麻疹难透，从风疹瘙痒到破伤风、面神经麻痹甚至自汗多等等，都可以用防风。当然因为风证比较复杂，往往又病情严重、顽固、易变，组方时一要采用复方，配上其他中药，使得治疗效果更加明显；二要采用生防风。而对于久病体虚之人，虽然说防风是一味毒性很小的中药，医生还是会考虑用炮制过的防风如炒防风、蜜炙防风，以降低药毒对身体的伤害。

防风味辛、甘，归膀胱、脾、肝经。有祛风解表，胜湿止痛，止痉之功。以防风为主药的著名经典方有很多，如防风通圣散、玉真散、消风散、川芎茶调散、玉屏风散等。即使没吃过煎汤的防风，但如平时患了感冒什么的，所用的中成药也往往含有防风——也就是说，防风悄悄地为我们的健康保驾护航，不过我们往往不知道而已。

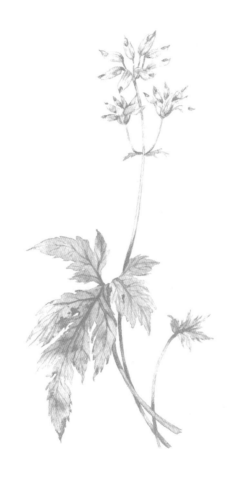

气温，

味酸，

无毒。

主湿痹脚气，

霍乱大吐下，

转筋不止。

——《本草经解》 叶桂

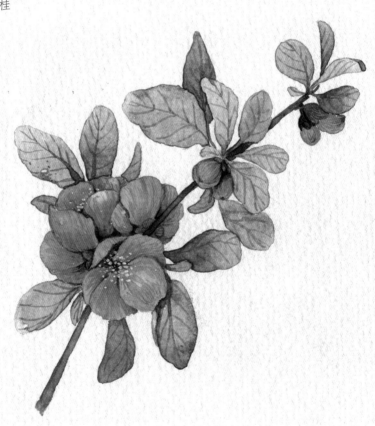

木瓜

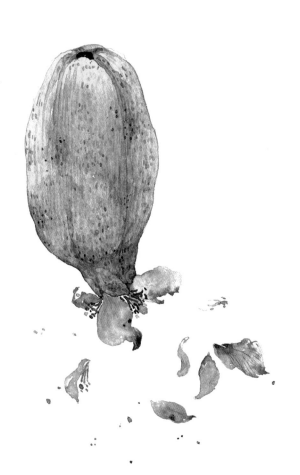

投我以木瓜，报之以琼琚。

匪报也，永以为好也！

这是一首 2500 年前的古诗，收在《诗经·国风·卫风》中，可以说凡中国人只要读过四五年书，都知道这诗句。

但这诗说的是什么事情，是谁和谁在对唱，就考证不出来了。古代有老先生说，是两个诸侯，以这首诗来表达两国今后成为友邦的意愿。嗯，说是两位男子之间表达要结下友谊，或者为国家利益而表达友好相处的意愿，也是说得通的。

但人们更多地认为，这诗讲的是，一位大胆热烈的女孩，将自己采摘的木瓜，丢在心仪的男士怀中，以表达爱慕之情。大概她将木瓜丢出后，含羞跑开了。而那位男士接受了木瓜，也就是接受了她的求爱，立即叫住了她，因自己没带礼物，就将身上所佩的玉饰品（玉既有品质高贵的隐喻，也证明了这位佩玉者是位君子，是社会地位不一般的人）摘下，送给她。并且告诉她，不是为了报答，也不要考虑木瓜和玉佩两者之间价值的因素，而是表达了愿和她结为永远相爱关系的誓言，这木瓜和琼琚就是"永以为好"的信物。

木瓜是一种灌木的果实，春天在还没有长叶子之前就先开了花。花红如宝石，非常耀眼，而且是满树皆花，十分烂漫，是一种著名的观赏花。因花没有花柄，好像是贴在枝干上，是一种观赏花，人们称之为贴梗海棠，现在在景点里多有种植。因这树大多高才1米多，再长也一米六、七，和一姑娘的身高差不多。看见这纤细的枝上，开满娇红柔嫩的花，让人联想仿佛一位姑娘站在春风里。

贴梗海棠花谢以后就会结果，这果子似梨非梨，似瓜非瓜，到9~10月间成熟，这就是那女孩子投到男士怀里的木瓜。木瓜挂在树上可观赏，因香气浓郁，成熟后也可以采摘了放在案头观赏。其味酸涩，就像一情窦初开、娇丽热烈的青涩少女。

这首诗里不仅表达了春秋时代一个动人的爱情场景，更表达了一种情操，并深深地印在中国人的骨子里，成为中国人际交往中的一种价值观。就是人际交往，不应该是等价交换，而且，对别人付出的真情要加倍回报，以体现自己的感恩之情，为人要这样有情有义方为君子。现在人有时会说"人敬我一尺，我回人一丈"，表达的就是这意思。木瓜也就因这首诗而一直被中国人所记住。

木瓜瓜肉味酸，虽不能作鲜果食用，有的地方也作为蜜饯原料。晾干后，木瓜皮会皱起来，又叫皱皮木瓜，这皱皮木瓜是一味中药。在许多地方都有这种植物，其中产在安徽宣城的叫宣木瓜，产在四川綦江叫川木瓜，产在浙江淳安的叫淳木瓜，都是木瓜药材中比较著名的品种。

明万历年间吴昆《医方考》"香港脚门第六十"中，记载了一个故事："顾安中，广德人，久患香港脚，筋急腿肿，行履不得，因至湖州附船。船中先有一袋物，为腿疼痛，遂将腿搁之袋上，微觉不痛，及筋宽而不急。乃问艄人：'袋中何物？'应（回答）曰：'木瓜。'"

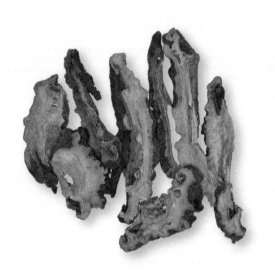

木瓜

香港脚今天一般说是真菌感染，也叫足癣。许多中药书都说木瓜可治香港脚，但细审顾安中这症状是不是足癣，可以讨论。明代名医张景岳说："香港脚之说，古所无也。自晋苏敬始有此名。然其肿痛麻顽，即经之所谓痹也；其纵缓不收，即经之所谓痿也；其甚而上冲，即经之所谓厥逆也……香港脚之因有二：一则自外而感，一则自内而致也。"（《景岳全书》卷之三十二贯集·杂证谟）由此可见，古代所说的香港脚，包括的病症可能比较多，并不全是外部真菌感染导致的病。张景岳对香港脚还有更深入的论述，这里不引，之所以举这个例子，是想说明一个道理，看古医书不可刻舟求剑一味拘泥，因为古代的病名，和今天往往并不一样，这一基本常识需要知道。

木瓜性温，味酸，归肝、脾经，平肝舒筋，和胃化湿。用于湿痹拘挛，腰膝关节酸重疼痛，吐泻转筋，脚气水肿。木瓜基本没有毒性，如用量适当尽可放心服用。木瓜所治的病在古代叫"转筋"，今天大致可以说是腓肠肌痉挛。但是实验室发现，木瓜煎出液对小白鼠蛋清关节炎有明显的抗炎消肿作用，可见木瓜可以治疗关节疾患（主要是腰膝以下关节诸证，上肢关节风湿不利等证宜用桑枝）。一般是入煎剂，可以生用，也可以炒过后入药。

中医药千百年来的发展，成药剂型很是多样，今天有丸、散、膏、丹露、茶、片、糖浆、冲剂、口服液、橡胶硬膏等等，还有一种剂型为药酒，就是将中药浸在酒里，让药中的有效成分溶解在酒里后，让病人饮药酒治病。以木瓜、玉竹、栀子、五加皮、川芎、当归、红花等制成的药酒，也叫木瓜酒。

虽然有木瓜酒、木瓜丸等以木瓜为名的中成药，临床上也常用木瓜治疗腰痛、腿膝疼痛、风湿麻木、脚气等，但木瓜一般不作主药，用中医的话来讲，"君、臣、佐、使"中，木瓜不作君药，只作佐药。

——看，木瓜多像一位含羞的姑娘，是一味只愿在别的药背后出力协助的性格谦虚的中药。

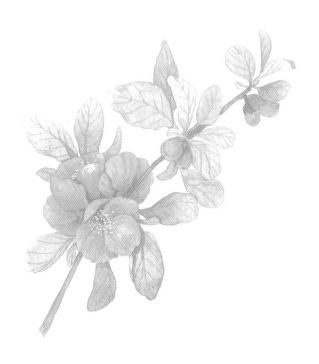

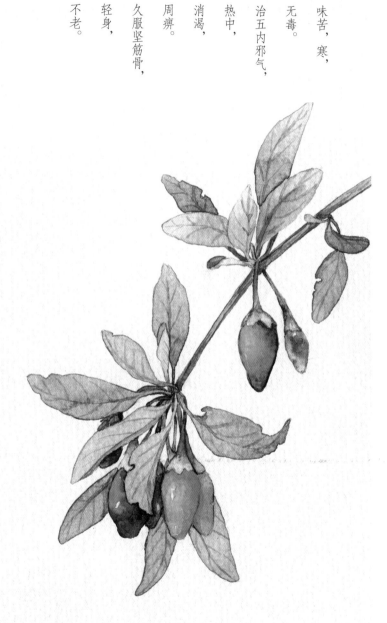

味苦，寒，
无毒。
治五内邪气，
热中，
消渴，
周痹。
久服坚筋骨，
轻身，
不老。

——《神农本草经》

枸杞

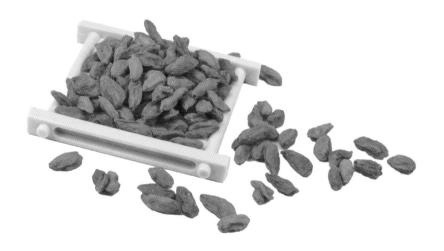

过去我们中国人很崇拜仙人，许多皇帝也想尽办法要成仙。中国人将仙还加个人字，叫做仙人，意思是人是可以成仙的，或者说再如何仙气十足，其实还是人。中国最著名的"八仙"，其实是八个到处流浪、逍遥快乐、身体健康从不生病的仙人。

因为仙人长生不老，往往年岁较大。人岁数大了，再怎么体健，腿脚也有可能会不利索，于是就要用根拐杖，帮助行走。

你可能没有想到吧，仙人用的拐杖是很讲究的，一般材质的不用，专用一种植物的根。这植物叫枸杞，它的根在古代叫做"仙人杖"，还有的古书说它能长千年，其根形状如狗，叫"西王母杖"，或者说枸杞根本身就是"地仙"。

枸杞是一种小灌木，一般能长到一米来高就很不简单了，宁夏有的地方刻意栽培，能长到二三米。北宋沈括《梦溪笔谈》中介绍："枸杞，陕西极边者，高丈余，大可（作）柱。叶长数寸，无刺，根皮如厚朴，甘美异于他处者。"不过，现在要找这么高大的枸杞树，好像不容易。苏州下属的常熟市的董浜镇镇政府院子里，长有一棵高约三米的枸杞，镇政府对外宣传是"千年古木江南枸杞王"，据鉴定，已有九百多年树龄了。2014年秋冬季还结果，2015年还长出新芽。我曾去看过那枸杞老寿星，发现它的枝干虽比我人还高，但跟紫藤老干差不多，虬绕如龙，并不是笔直的木材。镇政府为了更好地保护它，为它做了个白色的凉亭式水泥架子当作"拐杖"给它撑着。至于那个被神化的枸杞根，在中医药家眼里也无非是一味药材。医生或卖药人会告诉你，枸杞根没啥用，要用也就用它的根皮。那这根皮跟仙人有啥关系呢？医生或中药师一定会笑了："用来治病的东西，没什么神秘，枸杞的根皮，中药叫地骨皮。"如此而已。

地骨皮性寒味甘，用于清热、泻火、凉血。凡阴虚潮热，骨蒸盗汗，肝热咳嗽，咯血，衄血，用地骨皮颇为合适。有时小孩夏天有些发热，在医生的指导下，饮用一些地骨皮露（蒸地骨皮蒸汽凝而为露），可以退热、止咳。地骨皮也可治疗高血压、吐血等其他疾病。

中国古时有一个传说，说来又是神奇又是好笑。北宋年间有一位使者到黄河西面去出差，过了河后，在路上看见一个乌发红颜姑娘，手持竹竿追打一八九十岁的老翁。使者见老翁被打得东躲西藏的，忍不住责问姑娘："你为何打老人？"姑娘见是一位官员来干涉，就回答说："我打的是我的曾孙，他太顽皮了！"使者大为惊奇，忙追问究竟。原来，他们家族有祖传养生之道，就是服用祖传仙药。这个小子不肯吃药，以致八九十岁就步履维艰，鬓发斑白，故祖奶奶要教训他。而问起这位面色红润的少女，实际年龄已经372岁了。

听到这个故事的人，都会关心这能让人延年益寿的祖传仙药是什么？原来就是枸杞子！

中国人一直是很喜欢枸杞的，《诗经》里有许多提到"杞"的诗句。春秋时，有个杞国人老是担心天会不会掉下来，就产生了一个成语"杞人忧天"，意思是瞎操心。这个诸侯国叫杞国，大概是以杞为神奇、光荣，因而以杞为国名的吧。

因为中国人早就与枸杞为友，故对枸杞的认识也就可能比一般民族或国家要更全面和深入一点。两千年前编成的中国第一本药典《神农本草经》中，就已将枸杞列为上品药材，意思是常吃无害身体，多吃有益健康。后来许多中药书都将它列为滋补类药，有的说它补益精气，或者说它能让人"易颜色，变白，明目"（这样好的纯天然美白用品，还能让眼睛明亮如秋水，真可以让面膜"OUT"了），也有的说它滋阴降火，补益筋骨，有的说它是滋肾，润肺，生津……说它能让一个人活到300多岁还貌如少女，这故事夸张了，可作神话看。但李时珍《本草纲目》中记载了一件事，大约有八九成可信。说春天采枸杞叶（名天精草），夏天采花（名长生草），秋天采子（名枸杞子），冬天采根（用根皮）阴干后，浸酒，再经过晒 49 天，然后研末用炼蜜做成药丸子，常服，有一个人吃这药丸子活到 100 余岁时，还"行走如飞，发白返黑"。在现实中，如果生活方式规律而健康，心态乐观，再加上常吃枸杞，大概活个八九十岁没有问题。

枸杞以宁夏所出品质最佳，当地称为"红宝"。其中又以中宁县种植枸杞面积最大，种植技术精湛，结出的枸杞粒大饱满。正规的枸杞商品销出中宁，粒粒都要经过枸杞加工厂工人手工分拣，既分档次，又剔除不合格的枸杞。其他地方的枸杞可能没有中宁所产的大，即使董浜枸杞王所结的枸杞子，也粒形较小。

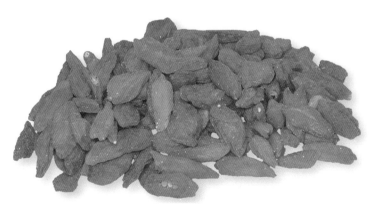

枸杞

枸杞常被中医配在处方中，在一些中成药中，枸杞担当了很重要的角色，如杞菊地黄丸。

此外，许多人很喜欢在一些菜肴中，无论是荤菜还是素菜，放几粒枸杞子，既让菜肴显得好看，又有一定的补益作用。中国人大都知道枸杞是一味药性温和的滋补类药，有提高免疫功能的作用（据说帮助治疗男性不育也有一定的效果）。既然吃枸杞好处这么多，那么许多人平时用枸杞（或配几朵白菊花）泡茶，或煮山药枸杞粥、枸杞银耳羹吃，不就像过着仙人的日子吗？

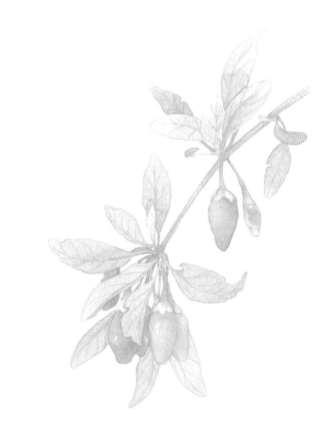

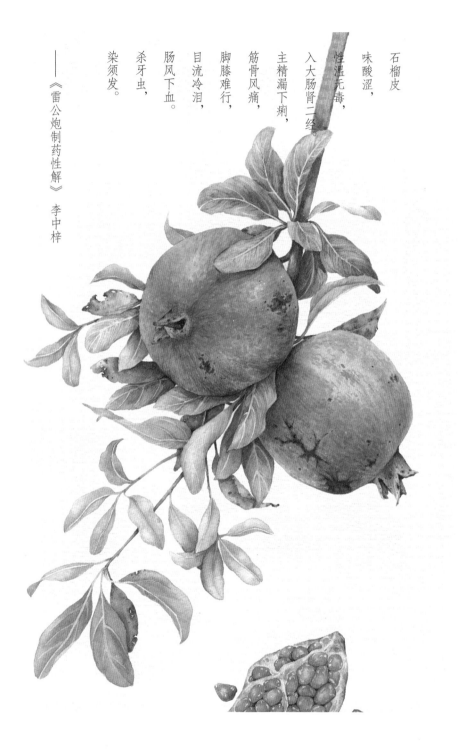

石榴皮

味酸涩，

性温无毒，

入大肠肾二经。

主精漏下痢，

筋骨风痛，

脚膝难行，

目流冷泪。

肠风下血，

杀牙虫，

染须发。

——《雷公炮制药性解》 李中梓

石榴

花似星火红，止泻效如神

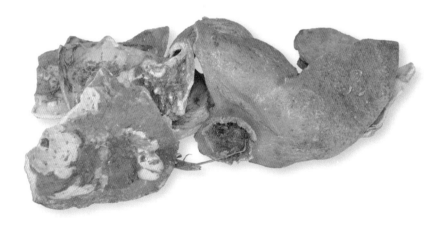

石榴花开，热情如火。绿油油鲜亮的树叶里，缀满了精神饱满的红艳艳小花，这时，我们才发现不知不觉中，春花已然谢尽，时光走进初夏了。

石榴开红花的多，白花也有，但较少。农历五月前后石榴开始开花，花期较长。到了秋天，石榴果挂在树上，很有观赏价值，它更是一种多汁甜美的水果，有说一包蜜的，这是形容它的汁多而甜美；有说它如一包水晶玛瑙的，这是形容它果粒的外形之美。

苏州籍旅台女作家艾雯（1923-2000年），有篇《五月石榴照眼明》的散文，回忆新中国成立前时苏州五月的生活场景，其中一段写到石榴：

> 大人说石榴是吉祥果子，象征着多子多孙多福祉。每个新娘的嫁妆里总有一两条绣满石榴的百褶裙，记得我家隔壁的金宝姐就是专门刺绣这些的。……那些龙凤、花朵都给绣活了，绽开的石榴子仿佛要一颗颗蹦出来，不管春夏秋冬，金宝姐一天到晚就俯首在绷子上，两只手一上一下绣个不完。我问她可曾替自己绣一条石榴裙，她红着脸一甩辫子，又低下头去绣啊绣的……

让人感到稀奇的是，在《圣经·出埃及记》中，也有遵照耶和华神吩咐做最尊贵的袍子的记载："你要给你哥哥亚伦作圣衣为荣耀，为华美……在袍子底边上，用蓝色、紫色、朱红色线并捻的细麻作石榴。又用精金作铃铛，把铃铛钉在袍子周围底边上的石榴中间。"用石榴绣为衣服的纹饰，在中外大概都可视作是一种很古老的习俗，大概都是希望子孙（或民族）繁衍。

石榴寓意多子的象征，除古犹太文化外，也来源于古希腊文化。在希腊神话故事中有一位女神，名叫赫拉（Hera），她是天帝宙斯的妻子，又为天后。这位女神主管人间婚姻和繁衍子孙的大事，她的造型是，头戴后冠，身穿艳丽的礼服，有时披上轻纱，右手拿一根神权杖，上面饰有杜鹃的形象，左手握着一只丰满多子的石榴。

石榴原产波斯（今伊朗）一带，公元前二世纪时传入我国。据晋代张华《博物志》载："汉张骞出使西域，得涂林安石国榴种以归，故名安石榴。"《本草纲目》还写作安石榴，但现在一般都叫石榴。石榴寓意多子的文化象征，很可能就是随石榴带进来中国的。这个民俗首先是在北方，后来传到了南方，现在凡汉民族，对石榴差不多全是这个民俗寓意。

石榴刚进入中国时，大概还是一种水果，但后来中医发现它还是一

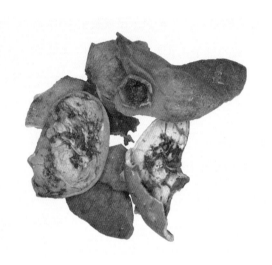

石榴

味良药，果皮可以用于治疗久泻、久痢，和便血、脱肛、崩漏等病症。我国现已形成了河南荥阳和开封、陕西临潼、山东枣庄、安徽怀远、四川会理、云南蒙自和新疆叶城8大石榴主产区，如此，石榴既成了一种常见水果，石榴皮药源也比较充足。

曾在苏州行过医、教过书的名医叶橘泉先生（1896-1989年），上世纪七十年代初出过一部影响很大的书《食物中药与便方》，其中专门介绍了石榴的药用价值。比如扁桃体炎，中医叫乳蛾，还有喉咙痛，口舌生疮（口腔炎）疼痛，可用鲜石榴果1~2个，将里面的带肉的种子槌碎，用开水浸泡过滤、放凉后，一日含漱数次。耳朵内脓水不干，将石榴花放在干净的瓦上，焙燥、研末，加冰片少许研和，吹入耳，一般三四次即愈。他也介绍了治疗肠结核、慢性肠炎、慢性菌痢，用石榴皮水煎后加红糖适量，一天饮两次，有望收到较好疗效。当然还是要咨询了医生后才可用此方。

石榴皮止泻能力确实强。李时珍在编著《本草纲目》时，除了精选一些古人的经典方子收在书里外，也补充了一些他自己认为行之有效的新方。他在"酸石榴"条目下介绍了五个新方子，其中有一个治疗"肠滑久痢"的新方，药仅一味：酸石榴一个，煅至烟尽，放一夜后，研末，再用酸石榴一块煎汤送服。李时珍隆重推荐说，此方"神效无比"，从他口气来看，他是在临床上用过这张方子的，还特地将此方命名为"黑神散"，大概是价格便宜，效果显著，在字里行间充分流露出他对此方的珍爱之情。石榴皮煅后使用，也为今天的国家药典所肯定，规定将石榴皮块用武火炒至表面焦黑色、内部焦黄色或棕褐色后入药，叫石榴皮炭。医生根据临床需要，分别使用生石榴皮或石榴皮炭。

石榴皮止泻功能的背后，是它还具有抗菌作用。实验比较了400种中药对痢疾杆菌的抗菌作用，结果发现还数石榴皮的抗菌作用最强，而且对大肠杆菌等也有抗菌作用。由于石榴皮还能抗绿脓杆菌，有人将它的煎液用于三度以下的烧伤，也取得了较好的效果。

除了药用，现在还发现石榴有养生作用。人们已从石榴果汁、果皮和叶片中共检测出类黄酮多达 33 种，其中包括 6 种黄烷醇、1 种黄烷酮苷、2 种黄酮醇、3 种黄酮醇苷、3 种黄酮、5 种黄酮苷、1 种二氢黄酮醇苷、3 种花青素苷元和 9 种花青素苷，这些化合物在保健食品和医疗应用中具有重要作用。(刘安成《石榴类黄酮代谢产物的研究进展》，载《植物学报》杂志 2011 年 2 期) 由于黄酮类有抗氧化作用，现国内外已在开展石榴抗氧化的研究，发现石榴果汁或果汁提取物，的确能抑制低密度脂蛋白和脂质过氧化，抑制动脉粥样硬化的形成，抗氧化功能强。

石榴花开如火星、如玛瑙，红得耀眼，别认为它仅是一种观赏用的树。当它结果子时，不仅是给我们送来一种可口的水果，还替我们蕴育了一味可以治病或养生的良药呢！

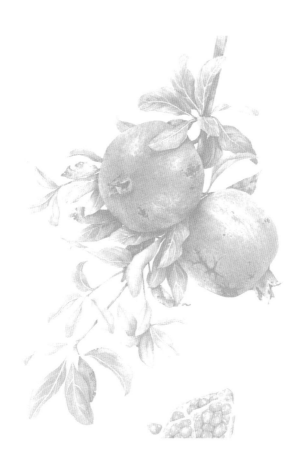

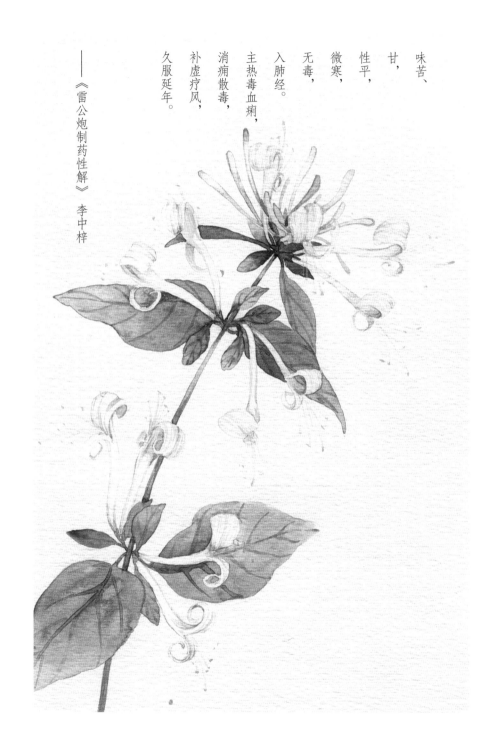

味苦、

甘，

性平，

微寒，

无毒，

入肺经。

主热毒血痢，

消痈散毒，

补虚疗风，

久服延年。

——《雷公炮制药性解》李中梓

金银花

虽有富贵名，疗效更可贵

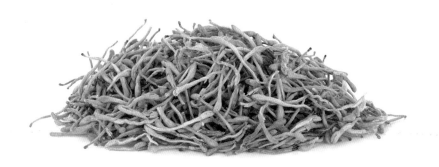

人间四月天，春风最醉人。桃、梨、杏、紫荆、含笑、木香、牡丹……各种花次第开放。其中有一种花虽然少被人注意，细看却真是纤美无比。

从4月至7月，有种藤蔓细长的植物，平时长着对生的叶子，毛茸茸的，这时悄然开出了花。

有人描写此花非常精彩：

"相依相伴并蒂绽放，黄的是金，白的是银，却不是花开时就分了黄白，而是清晨缀着朝露，一蒂一对开得润白，似美人翘起的兰花指，映着朝阳散发着点点幽香。转过午后，并蒂中总有一朵先变了颜色，香气也浓郁起来。及至傍晚，那黄的会出人意料地变得温润细腻，极像美人头上的金钗，伴着月影暗香盈盈。自此，枝枝对对，金银相映。待到三两天后，余下的一只银花也变了'金钗'。银花开时似美人玉手，凄美冷艳，羞答答，与金花缠绵相拥；金花谢时似金钗闪闪，安详如玉。金花银花并蒂并根并花，若是撷其一，另一朵必紧随其下，如侣似伴。即使日晒雨淋，也共守着从银成金，直到凋零枯萎，如相守到白头的情侣，携手走过一生。民间流传一首情歌，歌中唱道：'天地氤氲夏日长，金银二宝结鸳鸯。山盟不与风霜改，处处同心岁岁香。'于是，人们又把色香皆备的金银花誉为'鸳鸯花'。"（励铭《金银花——花发金银满架香》，载 2009 年 7 月 23 日《廊坊日报》）

作者用诗的语言赞美它，读了让人印象深刻。

清代有个叫杜达的人，写了一首咏金银花的诗：

声名非足羡，臭味独堪亲。心苟能无欲，花原不累贫。芬芳聊永日，黄白岂通神。试煮贪泉酌，知难易性真。（《国朝咏物诗钞·花卉部》）。

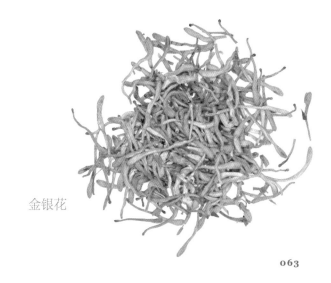

金银花

如今只知他是清代人，但其他信息却大多湮没在历史长河中了。这首诗的主要意思是花名虽然叫金银，但希望人家看到此花了以后不要因此有贪欲。

还有一位清代诗人蔡淳也写了首《金银花》诗：

"金银赚尽世人忙，花发金银满架香。蜂蝶纷纷成队过，始知物态也炎凉。"

这是诗人看到金银花开时的花香引得蜜蜂、蝴蝶都飞来了，讽刺世态势利。金银花虽然又美又香，但中国传统文学中，入诗歌咏比较少，可能这是仅有的两首古诗。

金银花花有两色，人们又叫做双花。许多人看到了该植物到了深秋时老叶枯落，但又顽强地忍着初冬的寒冷，生出新叶，而且藤、叶常呈紫红色，经冬不凋，生出感触，因此此花又叫"忍冬"。

金银花花开时花苞外卷，花蕊比花苞还长，秀美耐看，香气又宜人，确实很有观赏性，但这一植物主要不是被作为观赏花，而是作为一种常用的中药，在花苞未开时采了做药。人们也常在院子里种植，金银花爬在篱笆或围墙上，长得藤叶茂盛，花期又长，除了观赏外，也可作为一种家庭备用的药。几乎可以说，没有一个中国人没吃过金银花，甚至在孩童时期就吃过它来治病。因为孩子体质娇嫩，过去的中药铺，会将金银花铺在蒸笼里，靠蒸汽透过花再收集这蒸汽，让其冷凝为水，叫做金银花露。如果孩子夏天时生了痱子或疮疖，父母就会让孩子喝点金银花露。现在有企业生产金银花露，瓶装了销售，很受欢迎。如用金银花泡作茶饮，也有较好的预防和减轻感冒症状等作用。

金银花性寒，味甘，入肺、心、胃经，具有清热解毒，祛暑除湿的功效。宋代古籍《墨庄漫录》记载，苏州有个寺院，和尚食物中毒，靠吃了金银花才转危为安，这是很著名的典故。我国南方因气候湿热，人容易中暑、患上传染病，因此许多地方有用中草药煮水当凉茶以祛暑除湿、清热解毒的习惯。近代有位叫黄阿吉的广州人，他自己采集了多种中草药，煮了凉茶在外贸商行集中的十三行一带出售，人们发现他的凉茶不仅可口，而且效果确切，名气越传越远，成为广东的代表性凉茶之一，他的凉茶里就有金银花。

现代研究发现，金银花确有抗菌、抗病毒、抗病原微生物和提高免疫功能的作用，往往是清热的首选药。在没有抗生素和激素的过去，金银花抗炎、解毒这一药效是很宝贵的，因此人们又称之为二宝花。"查阅近年来国内外的文献资料并加以分析，结果：金银花具有广谱抗菌、抗病毒、解热、抗炎、保肝利胆、降血脂、降糖、止血等生理作用，在临床上对多种疾病均有较好的治疗作用。具有广阔的开发前景，值得深入研究，临床推广应用。"事实上，无论呼吸系统感染还是疮疡肿毒、咽喉肿痛等，医生常会用金银花来治疗。有一古方叫"仙方活命饮"，被誉为"治一切疮疡，未成即散，已成者即溃""疡门开手攻毒第一方"，其方疗效好的一个原因就是重用了金银花。

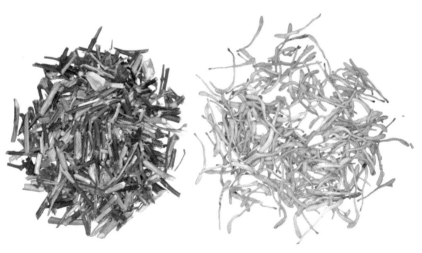

金银花

金银花和忍冬藤，虽出自同一植物，但临床上分作两味中药使用，"在宋代以前，多用其藤和叶。明代以后，对花的应用越来越重视，并逐渐发展到茎、叶、花并用。特别是明清时期，由于中医温病学的发展，临床上强调用花，忍冬藤的应用相对较少"。

许多药厂开发了含有金银花的成药，如银翘解毒片、银黄颗粒、金银花颗粒、双黄连口服液、小儿清热宁颗粒等，很是常用，而在迎战非典这一凶恶的传染病时，金银花的抗击作用也让人刮目相看。如今，即使有了抗生素，金银花在临床上仍有着不可替代的治疗作用。

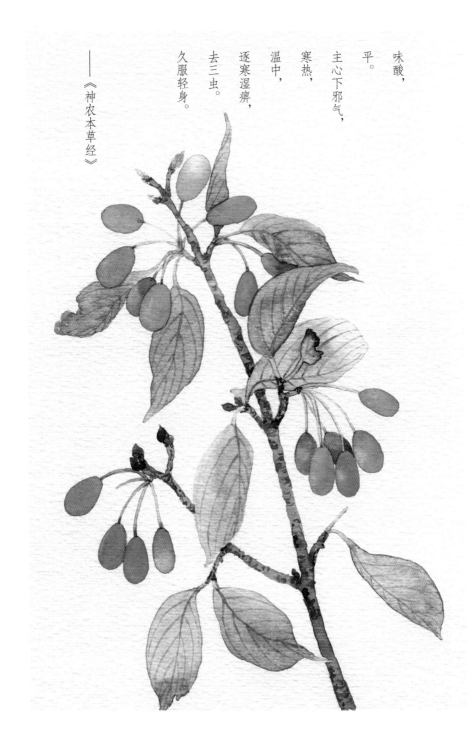

味酸，
平。
主心下邪气，
寒热，
温中，
逐寒湿痹，
去三虫。
久服轻身。

——《神农本草经》

山茱萸

花开迎春早，果如玛瑙红

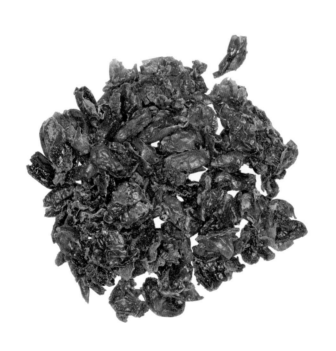

俗话说，迎春花开金灿灿。

但是，迎春花遇到了山茱萸，只能谦虚地说"您迎春比我更早"了。

长江以南地区，春节刚过，当迎春花还没开的时候，山茱萸就开花了；北京以北地区在元宵节期间开花。山茱萸是小乔木或灌木，秀气得像梅树，花也有点像蜡梅。许多地方广泛种植山茱萸，甚至达到万亩，花开时枝干上尚无叶子，满山遍野一片金色，阳光下就如金海。比秋天开花，有叶遮住花朵的桂花林，要壮观得多了。

山茱萸开花是早春季节，从3月可以开到4月，花期长达50天。中国有的地方如陕西省佛坪县（还有韩国），利用当地大面积种植山茱萸，春天开花时一片金黄这一独特景观，开展观山茱萸花之旅，吸引人们去作赏花游。

山茱萸花不仅适合远观，也能近观。花朵比桂花大、比蜡梅花略小，但花瓣较薄，在阳光下有点像玻璃的感觉，显得晶莹明艳；玻璃丝般的花蕊比花瓣长，小小的一簇，凸出在花外，确实很精致。有的地方在景区里也引种山茱萸树，作为特色景观树种，即使孤植也很耐看。

中国农民大面积种植山茱萸，不是为了观花，主要是山茱萸果可以入药。山茱萸早春开花，夏季孕果，秋季成熟，到冬天采摘，可以说果实吸收了天地四季的精华，到了将近年末时方才育成红玛瑙般如枸杞子的果子。

山茱萸果虽好看，却不能采来就入药。入药部分是其果肉。但山茱萸的果核很大，果肉很薄。在古代，"凡使（用山茱萸，需）以酒润，去核去皮，一斤只取四两已来，缓干方用"。古代一斤为十六两，一斤山茱萸果仅得三四两肉，仅相当于今天的百来克。

山茱萸果实成熟变成紫红色，11月以后进入冬季即可开始采摘，如不采摘会挂在枝头经久不落，特别在下雪后，满树红色，煞是好看。果实采下后要先烘或以沸水略烫，去核，成为"山萸肉"，然后每1000克山萸肉配上200克黄酒，蒸透（也有不放酒的），再经干燥就可入药了。据内行人告知，这蒸的过程，很有门道，要先用武火，待"圆气"后再用文火，然后熄火后放过夜，果肉变成紫黑色，才是上品可用作医用的（酒）山萸肉。

山茱萸早在《神农本草经》中就有记载，但建国以前，主要为野生，陕西佛坪县境内，甚至还有不少野生、半野生的山茱萸，真是宝贵的中药资源。新中国成立后，在国家的重视下，栽培山茱萸这

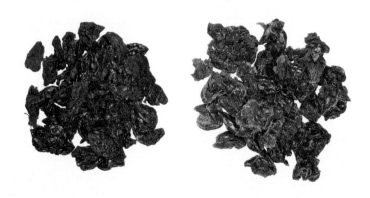

山茱萸

一产业发展较快，除陕西外，河南、山西、安徽、浙江、湖北、四川等都有种植，地域广阔。上世纪八十年代时，专家对山茱萸作了调查，大致有石磙枣、珍珠红、圆玲枣、八月红、大红枣、马牙枣、笨米枣、小米枣、青头狼、小圆铃、小香蕉等 11 个自然类型（也有分为 8 种、分为 6 种的），有的产量高，有的低，品种质量不一。看来努力选育优质山茱萸，是有利药农增收、有利提高药效的一件重要工作。

中医在使用某一中药时，首先要辨别这药材什么味（如苦、甘、酸、涩、辛等）、什么性（如热、寒、温、凉、平等）、归什么经（如肝经、肾经、心经等或手太阴肺经、足厥阴肝经等手足十二经中的某一经），这其中的学问确实比较复杂。而山萸肉的药性，也不容易说清楚，一般认为是酸性，但是假如尝尝这山茱萸果子，会感觉舌头很涩，还有的说山茱萸既不酸也不涩，而是属于辛。用今天药理分析，山萸肉里含有多种鞣质成分，也有点多糖，应该是一种复杂的酸和复杂的甜，又因为山茱萸果实中含有 15 个芳香化合物，所以说辛也是对的。

山萸肉在临床上总的说来归于补益药，医生主要用于治疗肝肾亏虚的疾病，《本草纲目》上记载了一个方子叫"草还丹"，以山萸肉为主药，配破故纸（补骨脂）、当归等其他中药而精心制成，李时珍夸奖说此药"益元阳，补元气，固元精，壮元神，乃延年续嗣之至药也"。此药方目前没有药厂生产。不过，另一含有山萸肉的方子却是差不多家喻户晓，这就是六味地黄丸，虽然此药丸以地黄命名，但山萸肉在此方中也是一味主药，缺它不可。

山萸肉在临床上还用于治疗虚喘、盗汗、遗尿、滑精、腰膝酸软、怔忡不宁等病症，当然不是用单味山萸肉来治，而是经医生辨证施治配合其他中药，才能有效。现代药理研究还发现，山茱萸能提高胰岛素分泌，降低血糖及尿蛋白水平；还提取出好几种物质，有的能抗氧化，保护受损伤的神经，有的能用于治疗脑梗死……

唐代诗人王维17岁时写了一首《九月九日忆山东兄弟》的七绝诗：
"独在异乡为异客，每逢佳节倍思亲。遥知兄弟登高处，遍插茱萸
少一人。"文字虽普通，含义却深长，而且内涵很丰富。让人津津
乐道的是，诗中反映了农历九月九日重阳节这一天，古代中国有爬
山登高、头插茱萸的习俗。因为此诗非常有名，人们就很感兴趣，
古代人插的是茱萸，是山茱萸吗？是叶子还是带叶的细枝？

一般认为，诗中的古代重阳节，插戴的不是山茱萸，而是另一种
植物，叫吴茱萸。茱萸是一种灌木，7~8月间开花，结一种直径约
三四厘米的扁球形的果实，果实在重阳节前后差不多成熟了。

吴茱萸也是一味常用中药，但是，两药的性味、功能、主治都不一
样，使用时需要区别。一般说来，吴茱萸用于症状为呕吐、吞酸、
泄泻、腹痛等证的肝、胃疾病比较多。

因此，能区别并分别用好山茱萸、吴茱萸，也是中医的基本功噢。

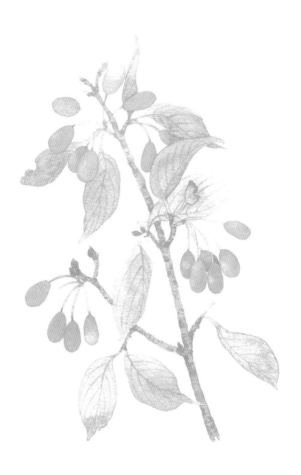

味甘，

温。

主伤中，

补虚羸，

除寒热邪气，

补中益气力，

长肌肉。

久服耳目聪明，

轻身不饥，

延年。

——《神农本草经》

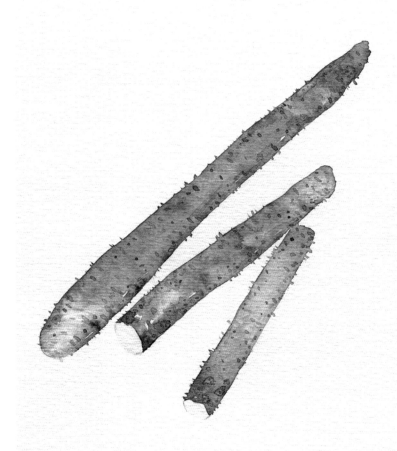

山药

怀淮同一宝，药食都益人

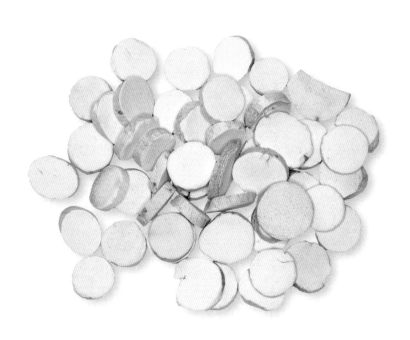

公元前 734 年，秋色已深，诸侯卫桓公亲自安排将自己国中出产的山药，挑选出好的，打捆装车，向周王室进贡。

卫国是周朝的一个诸侯国，辖地大致在今天河南省北部和河北省南部。卫桓公选出进贡的山药，产自黄河北部的太行山南一带（是野生还是种植的不清楚）。后来卫国没有了，这里设行政机构，古代叫怀庆府，就是现在焦作这一带。

焦作及周边地区所产的山药，古代时作为贡品，见诸地方文献，至明代、清代也还是贡品。

这一带所出产的山药，根并不粗，但很结实，外皮的颜色也较深，似有铁锈痕迹，因此人们称其为铁棍山药。当然，卫桓公进贡的，应该还是野生的山药。目前所知人工栽培山药的记载，大约是1200 多年前唐朝王旻的《山居要术》（此书已佚，靠五代时的《四时纂要》引用其中的"种薯预法"，才得以保存下这一史料）。

山药首先是一种食物，可以当主食吃，也可以当菜吃，还可以做点心。现在焦作一带广泛种植这种铁棍山药，据说这山药吸收土地的养分太厉害了，这地种了一茬山药以后，第二年就不能种了，说要十年后才能种，一般也要停上好几年。这证明山药里所吸收土壤中的无机盐、微量元素等，是比较多的。

山药原先的名字叫薯蓣（如《神农本草经》，这蓣字让我想到河南），后叫薯蓣（属于薯蓣科植物，《本草纲目》就是这样写的），其根既是一种食物，因其药用价值，也作中药，人们叫做山药，以至后来叫薯蓣的反倒不常见了。

作为药用的山药，主要是用干品，这时候，中医开方子就不写铁棍山药，而是写"怀山药"。

为什么要加个"怀"字呢？原来，中药非常讲究产地，同一种植物，种在不同的地方，药效也不一样，因此，中药铺总是打出"道地药材"的招牌，强调某药是某一特定地区所出产。比如，川芎、川乌、川断就是四川的最好，苏薄荷是苏州的最佳，杭白菊就以浙江出产的最良，党参以潞城的最优，叫潞党参，等等。山药讲究道地是在明代，那时开始说山药"南北俱产，怀庆独良"，特别是20世纪初，中医写山药往往强调用怀庆府种植的山药入药。即使怀庆府改用其他地名了，但中医开方还是会写怀山药。看来，历史上怀庆府这一带几个县的山药作为药材普遍为中医所信任，这个传统一直坚持至今。

但是，在江苏、安徽、陕西、湖北、江西、福建、云南等许多地

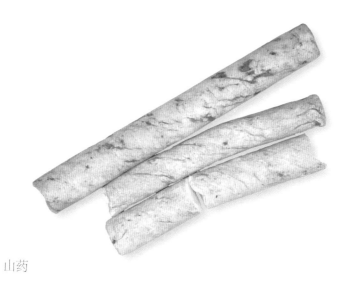
山药

方，也种植山药，质量也很优良。在淮河流域一带出产的山药就叫做淮山药，有时也简称"淮山"。《本草求真》说："淮产色白而坚者良。"除河南、山西一带的北方所产山药外，南方地区种植的山药，我想可能也作淮山药了。淮山药同样可以吃，也可以做药，两者的区别是，淮山药的根要粗壮一点。

山药挖出后，一部分作食物销售，人们蒸着吃，做糕吃，煮粥吃……吃的方法很多；一部分作药材销售，则需要切片、晒干。有的还用硫黄熏过，这样就显得白润如玉。但作为药用，似乎还是不要用硫黄熏的，山药片以显出本色的洁白、粉性足的较好。

山药属于滋补类中药，味甘，性平；归脾、肺、肾经，八个字可以概括其功能：补脾，养肺，固肾，益精。山药临床上用得较多，主要是治疗脾虚乏力、食少或泄泻，肾虚尿频、遗精，肺虚咳喘等。一般说来，脾胃功能弱，没有胃口，痰气虚喘，体质较弱，用山药配上其他中药治疗，效果比较好。

过去中国许多孩子在幼小时吃过八珍糕。这种糕除了在中药店有卖外，往往在茶食店、糕点铺也能买到，购买时不需要医生开处方。家长感觉孩子胃口差，不思饮食，大便溏薄，或者消化不良，人消瘦，没有精神，就会到店里买一包八珍糕给孩子吃。

八珍糕在各地的配方不尽相同，有南派和北派的区别。大致是以米粉为主，加上一点山药、莲子、白扁豆、芡实之类，有的还会加上少许茯苓、白术、白糖等。家长将这糕用水化开，煮成糊，每天吃两三次，吃过几天后就有效果了。有的学者研究发现，清宫里就有八珍糕的食疗方法，现在还能查到故宫中保留的皇帝、皇后吃过的记录，有一次乾隆皇帝一天甚至吃了四次呢；苏州的八珍糕也叫肥儿八珍糕，配方比较简单，据说是经过清代名医叶天士审定的。无论南派还是北派或是清宫派，八珍糕的配方中都少不了山药。

现在通过药理研究，更进一步了解了山药。比如，生山药切开，切面有黏液，这就是黏蛋白，在山药中所含化学成分中占比最大。它能预防心血管系统的脂肪沉积，保持血管弹性，减少皮下脂肪堆积。山药中还含有一种叫尿囊素的物质，临床上用于治疗鱼鳞病、多种角化皮肤病、糖尿病。山药含有丰富的蛋白质，所含 18 种氨基酸中有 8 种是人体所必需的。山药中的多糖，有抗肿瘤、调节血糖的作用；还有一定的减肥作用……总之，山药是个好东西。

山药作为中药时，为了加强其健脾胃的功能，还需要炒制一下，一种是用麸皮炒，另一种是将山药片和米一起用小火炒；还有一种是用土炒，这土是烧草灶膛里的泥土，中医叫做"伏龙肝"（伏龙肝本身就是一种健脾治呕的中药），碾成细粉后将山药片放入其中炒到外表微黄。

无论怀山药还是淮山药，都是药性平和的中药，也是一种对身体有益的食物，常吃能提高免疫力。

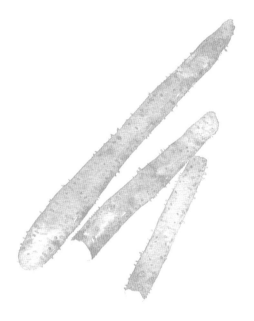

味辛，温。

主风寒咳逆，

邪气，温中，

金疮，

破症坚，

积聚，血瘕，

寒湿痿躄，

拘挛，

脚痛，

不能行步。

生山谷。

——《神农本草经》

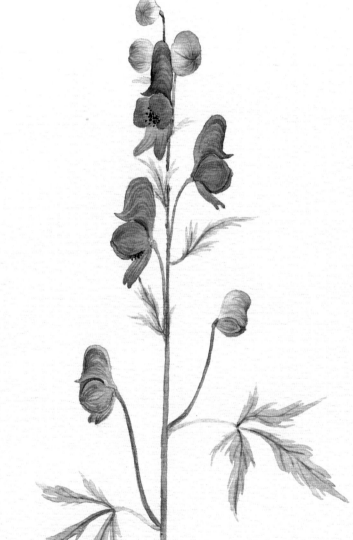

附子

性如山大王，回阳第一品

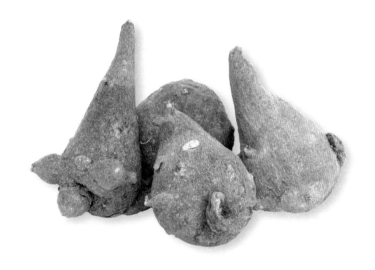

北京以前有个传统相声，说有个中药铺，老板儿子憨得过分。有天来了个人抓药，说是要附子，他理解成"父子"，觉得自己不够，搭上了老父亲，一块儿作药给了买药人。

这当然是个笑话，但却道出了一个事实，就是父子和附子同音。原来，附子这药原是一种根茎，侧根如子附母，附生在主根上，故叫附子。那么"母亲"即主根是什么呢？叫乌头。

附子让人想起侠义类小说所说的山大王，脾气暴，性刚猛，但又武艺雄强，善能攻坚克难，力擒顽敌。山大王这种人总是让人又爱又怕，爱的是他独特的本领，怕的是他的脾气暴烈。古代一些做大事业的人，往往会想办法招安此类人，用其所长，消其所短，让他懂规矩，改脾气，听指挥，办大事。

附子大体上也是这样的角色。它的药效无其他药可取代，而且治的都是危症、重症、甚至是奇病怪症，甚至有的医家说它是"百药之长""回阳救逆第一品药""真起死回生之药也"。

但附子也是一味药性刚猛的有毒中药，古代药书上往往说它有大毒。这一点也不夸张，听说有人为了补身体，烧狗肉时向锅里丢几片附子，结果中毒了。李时珍告诫说"（附子）非危病不用"，因此一些临床经验不够的医生，对用附子治病往往胆气不足，能少用就少用，能不用就不用。

附子是一种毛茛科植物，其毒性是多种乌头碱。这些生物碱，对人的心脏等有毒性作用，甚至有人说吃 1 克生附片就可致死。

农民初夏时收获的主根即乌头，药材名叫川乌，那是另一种有毒的中药，这里不谈，附生的侧根为附子，挖出后去掉皮（据说皮中乌头碱含量比较高），然后进行加工。一般是切片晒干或烘干，叫生附片，虽然有人说生附治病有效，但一般药书不提倡使用生附片，这样入药比较危险。

现在临床上用的是熟附片，或黑附片。附子收获后浸在一种盐卤（当地叫"胆巴液"）中数日，直到附子浸透心，然后晒干；接着再浸，需浸到再晒时有盐霜出现，这才算是可以，叫盐附子。入药前，药房、饮片厂或中药制药厂对盐附子还再需要漂盐、切片等其他加进一步深加工后才能入药：浸过胆巴液后，去皮、切片，再蒸，这叫白附片；加东西染过后蒸至呈现茶黑色的，叫黑附片（又叫黑顺片）。加工后的制附片一般需检测乌头碱含量，达到标准才算合格，现在药典规定允许直接入药的就是这白附片或黑附片。即使这样，有的药房或饮片厂还会再作加工，比如用甘草、黑豆煮出的水再煮

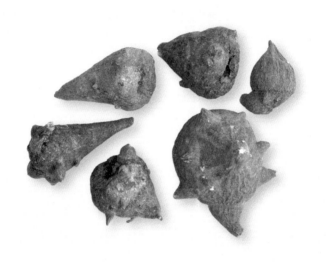

附子

盐附子，要这附片嚼在嘴里不麻嘴了，才取出烘干，叫淡附片。

不过，有人发现，经反复炮制过的白、黑附片，总生物碱只有生附子的六分之一至九分之一，双酯型乌头碱类生物碱含量（毒的就是这玩意儿），只剩下了百分之一左右了（而且胆巴液对人体有没有负面作用也值得研究），安全是安全了，但是药力也受影响了，一个威猛的山大王，百炼钢化作绕指柔，只能拈绣花针坐绣架前去了。

现在中医里还有一个"火神派"，近来较受人关注，此派的特点之一是重视用附子治病，用的量也较大，有时达 30 克。如北京名医蒲辅周（1888-1975 年），以擅治急性病和疑难病而望重医林，他临床用附子治病，非常精到，有二十三法之多。也许他们许多人有丰富的用附子治病的经验，对附子药理、毒理等了解较透，可谓艺高人胆大吧。但不精通此道者，还是须遵照国家药典，用附子治病以小心为好。用附子治病，归根到底还是一门非常讲究的细致活。

我个人的观点是，医生视人的生命为最贵，开方时对每一味药是否要用、用多少量、服几天，都一定要反复斟酌，谨慎为上，切忌逞能，更何况附子这样的猛药呢？。

那么，附子究竟有什么功效，善治什么病呢？附子味辛、甘，性热；归心、脾、肾经，有温阳利水、引火归元、回阳救逆、温阳益气、扶阳解表、温下寒积、温阳解表、温经散寒、反佐寒凉、益火补土十大方面的功效。中医治疗有"八纲"之辨证，就是阴阳、寒热、虚实、表里，人体机能或疾病，都需要这样来区分。中医认为阳是人体生命的两源之一，阳绝了，人的生命也结束了。假如阳很衰，人也就处于危险状态了，而回阳救逆，抢救生命于万一，除了依靠附子其猛烈雄壮之性，好像还别无它药可倚。有医圣之誉的汉代名医张仲景，在其《伤寒论》《金匮要略》二书中，用附子之方有 39 方;《本草纲目》载用附子之方有 92 条共 119 方,治疗范围涉及到内、外、妇、儿等科,其中一些方子是用于抢救重危病人的。现在发现,附子确实有强心、抗心肌缺血缺氧、抗休克、镇痛等作用,常用来治疗急性心肌梗死所致的休克、低血压状态、冠心病及风心病、慢性心衰和多种疑难疾病。

附子,是学中医者绕不过去的一座大山,山中气象万千,蕴含宝藏,一般中医也须懂得附子,而善用附子者必成名医。但附子确实又是一味桀骜不驯的山大王式中药,用之不当,必然闯祸。如何用好附子,不是一门简单的学问啊。

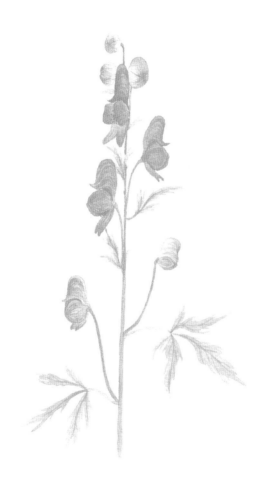

味甘，

温。

主咳逆上气，

温虐，

寒热洗洗在皮肤中。

妇人漏下，

绝子。

诸恶创疡。

煮饮之。

生川谷。

——《神农本草经》

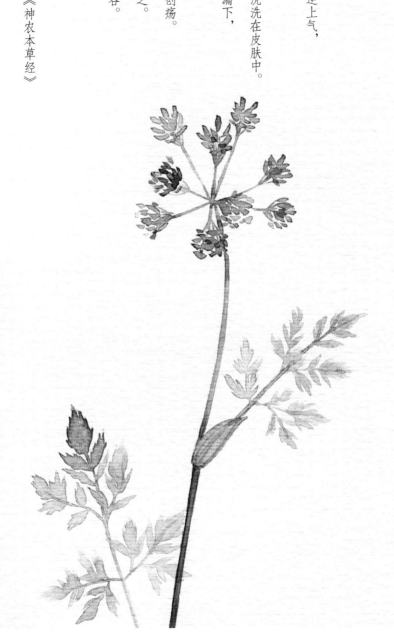

当归

活血又补血，妇科不可缺

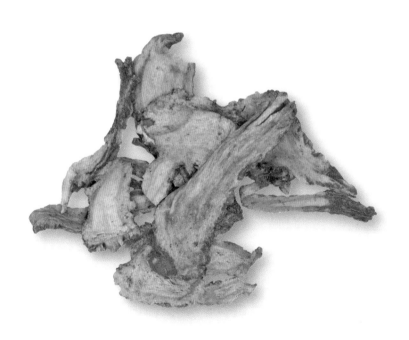

学中医，要记住那数百甚至逾千的中药名，实在是一件让人头昏脑胀的事。我少年时就曾为这些药名而苦恼，苏州一位很有名气的针灸医生陆小仓先生笑眯眯地跟我说了一个故事。

他说，古代有一人家，丈夫在外经商，贤惠的妻子见田里的油菜花谢结籽，即将进入收割油菜抢种水稻的夏收夏种季节了。于是就写了一封信给丈夫："使君子，半夏、当归。"她丈夫接到信后，就写了一封回信，叫人赶快送去，信是这样写的："红娘子，明天、茴香。"

陆先生说，这两封信其实是六味药，使君子，半夏、当归三味中药一般人都知道。红娘子是一种虫，明天是指明天麻，回乡谐音茴香。你看，中药名其实很有趣的，有的跟典故有关，有的药材名是取自植物的某部位如根、叶、花、果、皮等有关，还是容易记住的。

他这么一说，我对中药就产生了兴趣。记得他当时特地讲了当归。他说，古书中当归都和妻子有关，意思是妻子治好病了，丈夫可以回来了，我们也可以理解成当归是一味很好的中药，病人在医生家服了当归的药，就能很快回家了。还有另一味中药，叫"杠板归"，也是这个意思，病人在门板上抬来看病，结果用了一种草药后立时见效，自己扛着门板回去了。他说，"杠板归"药可以不记，但学中医中药，当归必须熟悉，他想了一想说，当归也许可以归入十大必知中药之一。

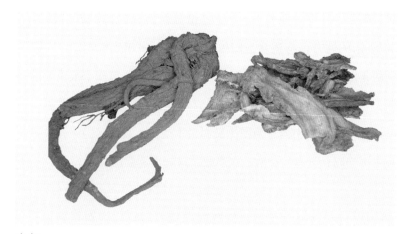
当归

当归长什么样子的呢？讲出来很多人不相信，当归跟芹菜长得差不多，古代人认为，"在平地者名芹，生山中粗大者名当归也"。可见芹菜和当归长得太过相似，古人不太容易鉴别，只能从长在山上和平地来区别。李时珍是看出芹和当归的区别的："当归本非芹类，特以花、叶似芹，故得芹名。"今天植物学家很容易地进行了区分，芹和当归，虽都属伞形植物，但不是一种植物。宋代药物学家宗奭说过："今川蜀皆以畦种，尤肥好多脂，不以平地、山中为等差也。"可见北宋时鉴别当归就不以长在平原还是山里为标准了。从他的话中也可以知道，大约在900年之前，野生当归就已不能满足临床治病的需要，四川农民就在平原上的农田里种植当归了。今天临床所用的当归已经全是栽培品，产地以四川、贵州、云南、湖北、陕西、甘肃等地为主。在那些低温而长日照、海拔1500米至3000米的地方，都适合当归生长。当归是多年生植物，一定要长满两年以上才能采挖，才能确保药材的质量。还有一个很重要的问题，当归是中国特有物种，但1957年从欧洲引入欧当归栽种，上世纪七十年代又引入东当归（又叫日本当归）栽种，国家药典只收载中国当归，没有收载欧、东当归，这一点需要注意。

有一次，我在药房里尝了一下当归，这是一种有点油性的草根，味道说不上来，初闻有点香味，但是那种带药味的香；初尝好像有点甜，但回味又有点苦，甚至还有点麻舌头。后来回想这当归的味道，感觉就像谈恋爱的过程，初恋总是甜的，后来有点苦味，成家后的日子里会遇上许多麻烦事。

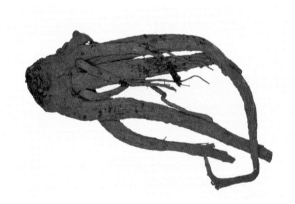

当归

老药工叮嘱说，当归要分归身和归尾，不可搞错。后来才知道，假如用药仔细，当归要分归头、归身和归尾；而且还有用土炒、酒炒、当归炭等多种炮制的方法的饮片，根据治疗需要分别采用。中医是在临床长期使用当归后，积累了丰富的关于当归药性的细微差别后，才总结出如此讲究的各种用法。

在中医看来，当归有很好的补血作用，而又以归身的补血功能比较强；而当归的补血功能中又含有活血的功能，用于治疗跌打损伤、妇科的月经不调、闭经、痛经。有时用当归为了强调活血作用就用归尾。我的中医妇科老师毕蓉蓉女士，现在年近八旬，是一号难求的名医，就曾说过，当归活血补血，又擅止痛，是妇科调经要药、妇科专药。

她这是站在妇科的角度上评价当归的，甚至可称当归为妇科的要药、主药，确实中医妇科几乎到了"十药九归"的地步。但其实当归在中医各科都经常用到，是一味全科药。

中医在元朝时，产生了许多学派，其中以刘完素（寒凉派）、张从正（攻下派）、李杲（补土派也叫脾胃派）、朱震亨（补阴派）最为有名。刘完素对当归治病功效的总结是："其用有三：一心经本药，二和血，三治诸病夜甚。凡血受病，必须用之。血壅而不流则痛，当归之甘温能和血，辛温能助心散寒，使气血各有所归。"他这样的总结，可以说比较全面。而《日华子本草》中更进一步，说当归可以"治一切风，一切血，补一切劳，破恶血，养新血及主癥癖。"现在中医甚至还用当归治疗痈疽、头痛、衄血不止、久痢不止、汤火伤疮、大便不通、皮肤瘙痒、风湿痹痛及促进排脓等，经验丰富的医生往往根据古方加减，精心配合其他中药，用当归进行治疗，常能收到较好效果。

千余年来，当归一直活跃在治疗的第一线，历代都有名医留下的许多至今还运用于临床的经典处方。如《金匮要略》的当归生姜羊肉汤，用当归、生姜和羊肉三味为药，煮汁后温服，用于治疗寒疝腹痛、产后腹痛等。这是一张较早的食膳方子，至今还在临床使用。当然，医生会根据病人不同的病情，调整这三味中药的分量或增加一点其他中药，使这药膳效果更好。

当归的"药缘"很好，和川芎、芍药、红花、黄芪、甘草等都能分别以"药对"形式，组成疗效好的名方来。

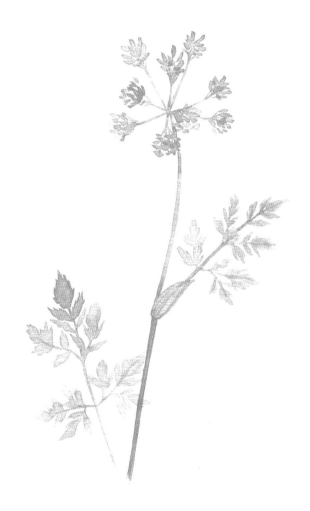

味甘，平，
无毒。
治五脏六腑寒热邪气。
坚筋骨，
长肌肉。
倍力，
金疮尰，
解毒。
久服轻身，
延年。止渴。
生川谷。

——《神农本草经》

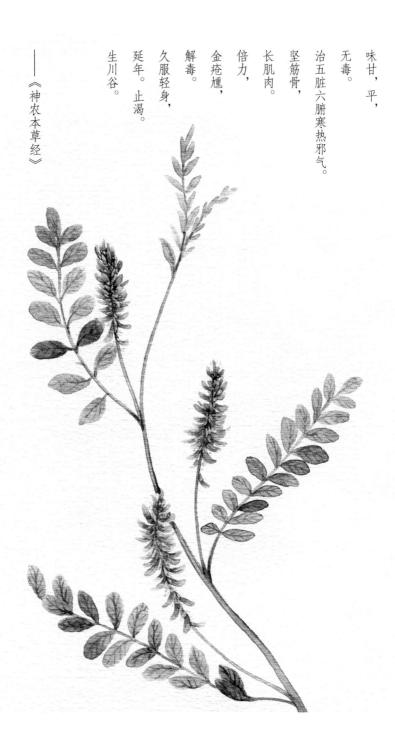

甘草

良药甜如蜜，美誉称「国老」

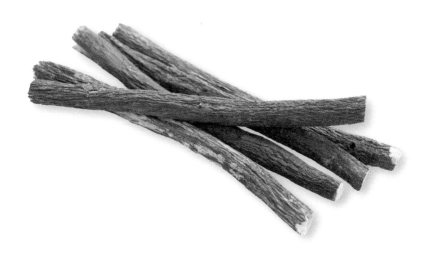

假如你穿越到千年之前的夏天，赤日炎炎似火烧，天热得人喉咙里冒烟，这时你必定很想有什么冷饮来解渴消暑。但这是在古代呀，没有冰淇淋，没有橙汁，更没有冰镇啤酒……那么，古时人们在夏天饮用什么冷饮呢？

一部叫《药性论》的古书中（原书已佚，今从诸书辑得佚文而成，一般认为著于唐朝），记载了当时人饮用的一种叫"冷饮子"的饮料，色如琥珀，看上去有点像今天的可乐，也是一种深色饮料。

制做冷饮子，是用一种叫虎杖的植物根，和甘草一起煮水，然后将这水放在陶瓶里，吊入水井浸井水中降温，饮时味道甘美。虎杖是一种中药，有去湿清热等功效；那时砂糖还不是十分普及，蜂蜜又是比较高档的东西，百姓人家做冷饮，又用什么东西来作甜味剂呢？

冷饮子之所以味道好，奥秘全在于这甘草。

甘草生长在西北、北方、东北这"三北"地区，对土壤的要求不高，在干旱少水、营养贫瘠的砂土，甚至在沙漠一样的地方里，它也能将根深深地扎下去而生长。再艰苦的环境，只要有阳光，它都能长得很欢，3 年就可长到 1 米高，并且叶柄处开出淡紫色小花，似乎在告诉大家，它长得很快乐。

无声无息、自生自灭，默默地生长，至少经过 5 年，多的甚至 10 年以后，人们挖掘它的根，发现它深深地长在泥土之中，靠日月光华、大地精华的滋养，根已很长。如将它的根放嘴里嚼一下，一股清而不腻的甜，瞬间让人舌齿间满是津津甜液。

甘草这种自己再苦也要将甜留给别人的性格，就像优秀的汉子，环境再艰难的地方，也能扎下根来，平时朴素无华，生活要求不高，但活一辈子就是为了奉献，留在人世间的只有回味无穷的甜。李时珍在编著《本草纲目》时，可能有所感动，将这其貌不扬的草根列为草部药材第一，说它："甘草外赤中黄，色兼坤离；味浓气薄，资全土德。协和群品，有元老之功；普治百邪，得王道之化。赞帝力而人不知，敛神功而己不与，可谓药中之良相也。"南朝的医药学家陶弘景对它评价更是充满感情："此药最为众药之主，经方少有不用者，犹如香中有沉香也。国老即帝师之称，虽非君而为君所宗，是以能安和草石而解诸毒也。"稍晚于陶的医药学家甄权，也就是《药性论》作者，对甘草有"国老"之誉的解释是："诸药中甘草为君，治七十二种乳石毒，解一千二百般草木毒，调和众药有功，故有'国老'之号。"元代名医朱震亨也夸奖甘草是"厚德载福之君子"。

在我们的印象中，似乎还没有其他中药享有这么高的评价。

其实中国古代官职中并无"国老"一职，但那时社会上一直有将朝廷里某位德高望重的大臣比如宰相、皇后之父等尊称为"国老"的习惯。中医药前辈将甘草看作国老，给予非常高的尊重，这是有原因的。中医认为那么多药，无论治疗什么病，开出的方子，上面的各药，都被分别定为"君、臣、佐、使"，就像一个朝廷一样，众官职务不同、所起作用各异。方子里的各药被医生安排了不同的"职务"，就像一个执政团队一样。这个团队需同心协力，发挥各自特长，方能力克病魔。

确实，有的药性子烈，和其他药是碰头就斗的相冲关系；有的药性子虽柔但清高得很，和其他不容易相处；有的药能力强但还有点毒性，有的药一遇到其他药被"相克"，原先的药性全变了或者失效了，中医有"十八反十九畏"之说，如"丁香莫与郁金见""人参最怕五灵脂"等，这是必须掌握中药基本知识。一张处方要用好几种甚至十几种来自五湖四海，关系错综复杂的中药，有什么药能在药里发挥调和协调作用，让处方上的药，共同发挥最佳作用呢？

这就是甘草。

甘草在药方中，能将一些药的毒性消解掉，能将各药团结起共同与疾病作斗争，医生们形容它就像人们理想中"国老"那样的重臣，

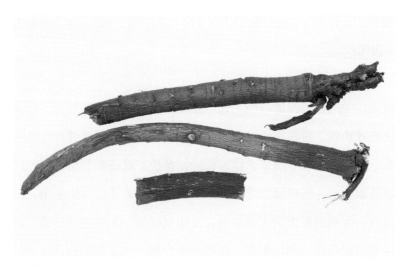

甘草

在开方写了一大堆药后，往往还要再加一味甘草。

甘草还有一个作用，就是医生要利用它的甜。中药煎出的药汤，绝大多数是苦的。中国人都有这个体会，中药很难喝，喝药汤那是非常痛苦的事，只好鼓励自己说"良药苦口"，闭着眼睛、屏住呼吸将药汤喝下去。但如果医生方子中开有甘草，这药汤的苦味就会减少许多。

不过，甘草也不是只起调和诸药的作用，它还是一味有很多药效的治病良药。

医生在开药方时，会分别写"生甘草"或"炙甘草"，这又是怎么回事呢？

原来，中医在长期的临床实践中发现，生甘草有清热解毒，祛痰止咳等功效，常常用于治疗咳嗽痰多、痈肿疮毒、减缓药物毒性烈性等。如将甘草加蜜水炒至黄或深黄色，就是炙甘草，功效就以补益为主，还可以治疗一些心脏病。著名的《伤寒论》里，记载有一经典的处方叫炙甘草汤，又叫复脉汤。现在有经验的中医经常根据病人的实际情况，用复脉汤加减一些其他中药，用于治疗脉结代，心动悸（大致相当于传导阻滞、期外收缩、房性颤动、心律不齐等），会收到显著效果。这类心脏疾患不容易治，而中医

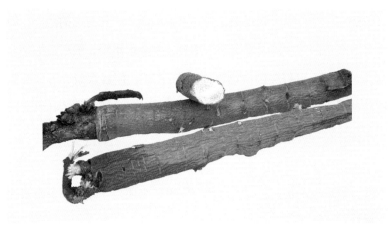

甘草

却是让甘草当主药，谁又能说甘草只是一味只会起调和作用的中药呢？

甘草根外表粗糙，皱巴巴的像干瘦的老头，让人想到中国许多善良、有本事的人，正是这样度过了默默奉献的一生——甘草那皱皮外表的里面，那黄就不是干草黄色，而是如金子一般，明亮而高贵。

味苦，寒，

无毒。

治热气，

目痛，

眦伤，泣出，

明目，

肠澼，

腹痛，

下痢，

妇人阴中肿痛。

久服令人不忘。

——《神农本草经》

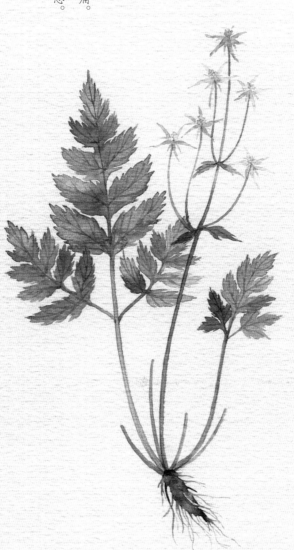

黄连

林密育良药，味苦起沉疴

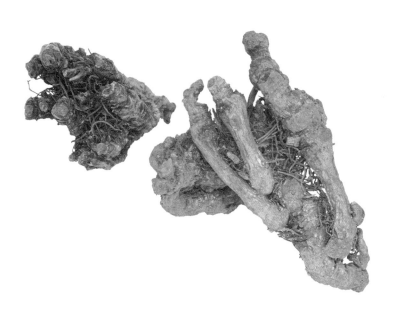

在四川、云南、湖北、贵州等地的大山里，到了海拔 1000 米以上至 2000 米之间，在阳光不容易照到、又较为潮湿的山地密林中或山谷阴凉处，长着一种不起眼的小草。

这小草可能将所有的养料集中在根上了，叶子是从根上直接长出，叶柄也就五至十厘米长。春天时，这样的山里还比较寒凉，从 2 月开始，这小草长出一根枝，开出聚伞花序的小花，花瓣黄绿色，到气候回暖的 3 月至 5 月，小草开始结种子。它的一生就是这样其貌不扬，低调朴实。

树林里杂草丛生，这小草不容易被发现，但采药人一旦看见，就会面露喜色，赶忙挖掘其根，觉得不虚此行。

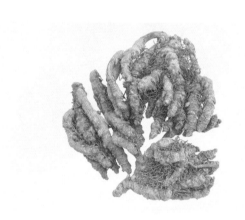

黄连

因为他挖到了著名的黄连，它的根是一种稀罕之物。

黄连是一种多年生的草，需要积聚多年吸收的养分，才能长出集聚成簇、形如鸡爪的根，生长年份越久，根越结实。但也有人发现，四年生黄连"含总生物碱最高"。（代春美等《微量热法对不同生长年份黄连品质的评价》，载《中草药》杂志，2006 年第 2 期）

采到了黄连，一般不用水洗，抖掉泥土，剪去叶子和须根，在专用的土炕上进行烘干。烘的过程中，用一种操板翻动，使根上的泥土基本掉尽。接着进行细烘，烘好后装入撞笼，撞掉泥土和须根，这才成为药材。用土炕烘黄连这是一个力气活，劳动强度大，现在听说研究出了自动旋转式烘烤笼，这就不需要人工来翻动黄连了，烘烤温度容易控制而且比较均匀，时间也比传统方法短。

黄连可以说是中药中的元老之一了，在最早的中药书籍《神农本草经》中就有记载，并被列为上品，可见古人对它的评价非常高。

黄连的生长期长，野生黄连不能满足临床需要，古人就将相类似的植物，都作为药材。主要有川连，这种黄连的根，因特别像鸡爪，就被叫做鸡爪黄连，也叫味连；还有一种生长在四川洪雅、峨眉一带的山里，原植物是一种三叶黄连，其根叫雅连；还有一种云南黄连，药材叫云连。相对说来，川连、雅连、云连，是中医临床上较喜欢用的正宗黄连。

即使这样，还是不能完全依靠野生黄连这点资源，所以现在也在一些合适的地方，由药农专门进行栽培。一般是选择海拔高的山坡地上的小树林，还要加搭遮阳网，让阳光能稀疏地洒进黄连栽培地，尽可能营造出和原生态差不多的生长环境。不过，野生黄连长得比较稀疏，可以尽情吸收土壤中的养料，而种植的黄连，株与株之间的距离，和野生黄连相比还是太密了。

讲起黄连，中国人的第一印象就是味道很苦，即使从没有吃过黄连的人，也因为口口相传，对黄连之苦印象深刻，如果说"像黄连一样苦"，意思就是苦到了极点了。

中医认为，黄连是一种苦寒之药，甚至认为是一种"味大苦、气大寒"之药。但经过大约 2000 来年的临床用药，中医对黄连的性味、功效、治疗适应积累了的丰富的认识，也可能是中医太喜欢这味药，不愿将它说成药性偏激的药，而是说它只是小寒，或者说它是"阴中（含）阳"的"气味俱厚"之良药。鸡爪黄连甚至还被许多医生亲切地叫做"味连"，好像是苦得很有味道似的，病人看医生处方上开出"味连"，就对黄连之苦的害怕，减少了几分。

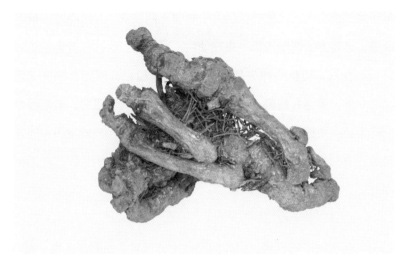

黄连

黄连是一味非常重要的中药。

首先是功能清热燥湿，是抗生素发明之前古代中医治痢的王牌中
药，现还用它来治糖尿病等。其次，也是更主要的，黄连具有泄火
的功能，能治诸经邪热。中医认为邪在浅表的时候，是属于较轻的
症候，假如邪侵入经（中医认为人体有太阳、阳明、少阳；厥阴、
少阴、太阴六经，用药必须根据病邪在什么经而用药），病情就比
较危重了。黄连的特点，是能够力克深入人体并已进入各经的热
邪。过去缺医少药，许多病人小病不看，等到找医生时，往往病邪
已入经。医生因有黄连，对付病魔也增加不少底气。

黄连擅长泄心火，比较经典的方子有黄连阿胶汤、五泄心汤、黄连汤等，这些方子两千年来一直在使用。现在研究也发现黄连确实对心脏有作用，可抗心律失常、对心肌缺血和心肌梗死有保护作用等。此外，黄连有抗菌、抗炎功能，在中医外科和眼科，黄连都是一味主药，可通过内服或外用治疗一些疾病。现代实验室研究还发现黄连有利胆、抗肿瘤、降血糖等作用，人们对它的认识正在不断深化。

黄连虽是中国产的良药，但如何用，十分微妙。药典规定用 2 至 5 克，有人发现，用量小则药不胜疾，发现将药量加大至 15 克甚至 30 克，方达治疗效果（实际以 15 克为多）。但超过 12 克，有的病人会有腹泻等药物不良反应，这可通过加生姜等增减配伍其他药来减轻反应。

还有一种中药叫胡黄连。一看这胡字，就知是进口的药材了，不过现在国内也有种植了。它和黄连虽不是同一种药，但功效差不多，有中医说它"大苦大寒，纯阴用事，且较川连尤为峻烈"（近代名医张山雷《本草正义》），和黄连阴中有阳略有差异，偏于治下焦湿热。

中国人有句老话，良药苦口利于病，用黄连来证明这句话，实在是太恰当了。但我想到它苦寒的生长环境，最终长成的也是身躯瘦小，就会联想到大山里的优秀男生，在贫苦中长成的有用之才，表面感觉是性格冷冷不善言语，但其实阴中含阳，心中一团火般希望能奉献出所有的才华来济世解难。

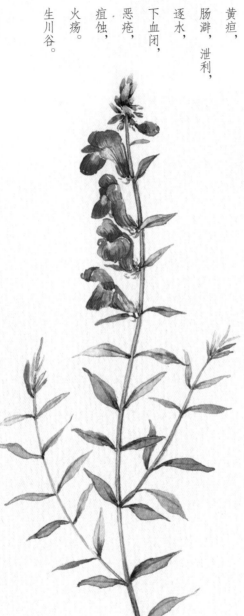

味苦，平，

无毒。

治诸热，

黄疸，

肠澼，泄利，

逐水，

下血闭，

恶疮，疽蚀，

火疡。

生川谷。

——《神农本草经》

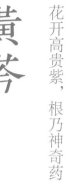

黄芩

花开高贵紫，根乃神奇药

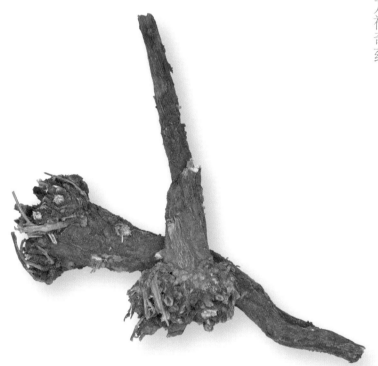

夏天，阳光直射，走在山东、山西、河北等地的山地或北方高原草原，常会看到一片片毛茸茸的紫色花，悄然在山野间开放——黄芩开花了。那花从膝盖那么高的草梗上，长出一串串的唇形花，风吹来，柔柔的草茎轻轻摇摆，精致的花朵触手可及。这时走在山坡上，心情会因走在这样的花草丛中而特别愉快。

黄芩在中国特别是海拔千米以上的北方山地，是一种常见的草，妆点着山野，让夏季的山坡显得格外美丽。黄芩，在孩子眼里是紫色的花；植物学家眼里是多年生植物；药农眼里它那肥厚的肉质根茎可卖钱；医生眼里是一味晒干后去除了须根、泥沙及粗皮又切成片或研成粉末的良药。

黄芩的味道是苦的，但不知为什么，医生喜欢叫它"淡黄芩"，这么一说，病人就不觉得这味中药味道苦得让人吐舌头了。黄芩药效确切，许多医生对它很有好感，比如，李时珍就有很切身的体会。

他在晚年撰写《本草纲目》时，写到黄芩，情不自禁回忆起他二十岁时的一件事。

因为感冒、咳嗽时间较长，又不注意休息，结果病情发展，发烧厉害，他自己觉得像火在烧他的皮肤，"肤如火燎，每日吐痰碗许"，而且正好是夏天，他心烦口渴，睡不好、吃不好。他父亲是个医生，亲自给儿子治疗，吃了好多种中药，都没有效果，过了一个多月，病情更加严重，所有的人都认为，作为青年的李时珍，病治不好了，"皆以为必死矣"。

李时珍的父亲李月池也是名医，当然不会因此放弃治疗。他一直在思考，还有什么药能救儿子的命？他想起来有个古人治疗这样的症状，认为是呼吸道的病因，要用黄芩治疗，而且病人只要服一味黄芩就行了。

于是，李时珍父亲就关照用一两黄芩（大约相当于今天的30克），用两大碗水煮药，煮成一碗，让李时珍一次服下。据李时珍回忆，他第二天就退了烧，咳嗽也停了。他不禁赞叹说，中医中药治病之神奇，竟能如此不可思议啊！

后来有个医生写文章，说他曾在一家煤矿，遇到一位病人，也是咳嗽厉害，甚至痰里带血，一天到晚觉得口干，想喝水，他也遵照了这个办法，用二两（约60克）黄芩煎汤给病人服，果然在第二天也是身热尽退，咳嗽停止。他也很惊佩前人用黄芩治这类病的成功经验。

黄芩属植物在世界上有300多种，主要分布在东亚和欧洲。我国有

102 种，50 多个变种，药典收载的黄芩植物来源仅 1 种，显示出严谨的科学态度。但据有人研究，目前各地黄芩入药主要有：滇黄芩、粘毛黄芩、连翘叶黄芩、甘肃黄芩、丽江黄芩、大黄芩、念珠根黄芩、乌苏里黄芩、狭叶黄芩（《中华本草》精选本收了 4 种）。可能是近年来黄芩的植物资源大大减少，于是正品黄芩以外，将其他同属的黄芩也收入了。"从历代的本草著作中可见，黄芩存在不同的原植物，有黄芩、甘肃黄芩、西南黄芩、滇黄芩……黄芩同源近属的药用植物很多。"不过，正品黄芩一直是药用主流，产地遍及除华南外的全国多数省区。（李子《黄芩本草考证》，载《中药材》杂志 2008 年第 10 期）

黄芩有个奇怪的别名，叫"腐肠"，药材分条芩、枯芩两种。一般认为根呈圆珠笔锥形，饱满坚实，内外黄色，外表有丝瓜网纹，这是很好的黄芩。而枯心或空心，内色棕褐，人们叫做宿芩、空肠之类，是质量差的黄芩了。其实，黄芩一年生的根，没有枯杇之象，两年或以上的老根，就有枯的现象了。李时珍开玩笑说它是"妒妇心黯，故以此之"，意思是它看到新根长出，就像年老色衰的妒妇，心里都是黑暗。但据《中华本草》"黄芩"条："条芩，一等：呈现圆锥形，有明显的网纹及扭曲的纵纹……质坚脆，断面深黄色，上端中央间有黄绿色或棕褐色枯心。"可见有枯心是正常现象，也可以是质量最好的等级。

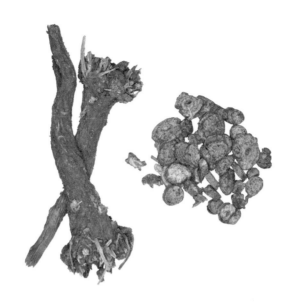

黄芩

黄芩入药至少已有两千年之久，中医用黄芩治病积累了丰富的经验。黄芩味苦，性寒，入心、肺、胆、大肠经，有清热泻火，解毒止血，安胎等功效。主治温热病，上呼吸道感染，肺热咳嗽，湿热黄胆，肺炎、痢疾，痈肿疖疮，高血压等。现在许多孕妇感冒发烧考虑到胎儿，不太敢用药物治疗，而黄芩还有安胎的作用，临床上抗菌作用甚至比黄连还好，而且不产生抗药性。实验室确实发现黄芩煎剂有抗菌、抗炎、抗变态反应和降血压的作用。

黄芩入药，往往是用生的饮片，但也会用上炮制品。历代黄芩炮制方法繁多，沿用至今，常用的炮制品有一种是酒黄芩。江苏省规定制黄芩制前先要焯一下（这和杏仁一样），用流通蒸汽蒸 30 分钟或沸水煮 10 分钟，目的是杀酶以保苷（据苏州中医医院实践的体会，没焯过的黄芩会泛绿，药效大幅下降）。焯过后的黄芩再用黄酒拌匀闷润至透，文火炒至深黄色。黄芩酒制后能引药上行，增强清上焦肺热的功效，其实研究发现是酒制后部分黄芩苷转化成了黄芩素。另一种是黄芩炭，炒炭后主要用于热症出血，如崩漏等。

黄芩总是默默的生长着。当你走到山野看到这种紫色小花开得正盛时，请对花下面的根表示礼敬，这种看上去很普通的草的根，挽救了多少人的生命啊！

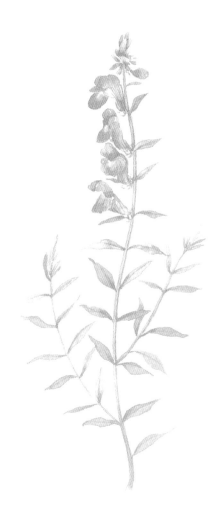

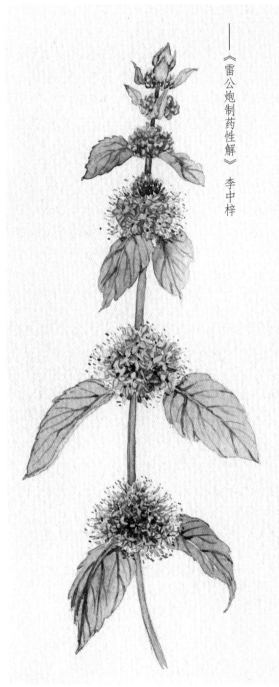

味辛，性微寒，无毒，入肺经。主中风失音，下胀气，去头风，

通利关节，破血止痢，清风消肿，引诸药入营卫，能发毒汗，

清利六阳之会首，祛除诸热之风邪。

薄荷有走表之功，宜职太阴之部，中风诸患，固其专也。

而血痢之证，病在凝滞，今得辛以畅气，而结凝为之自释矣。

——《雷公炮制药性解》李中梓

薄荷

前世是公主，如今为良药

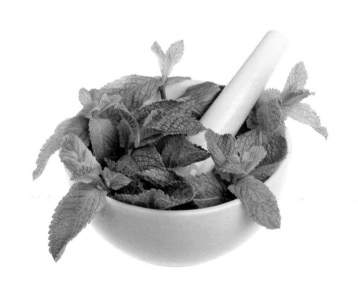

夏日余晖中，小妞走到院子里一只水缸边，那里长着一丛草，她随手采了一片叶子，闻了闻说："味道真好闻。爷爷这是什么草啊，为什么我们家里从不将这草拔去？"

爷爷说："这叫薄荷，是我们农家人的一个宝啊！"

听说是家中一宝，小妞就折了一枝草茎，仔细端详起来。

薄荷长着方的茎，叶子是对生并且是错生的，也就是一南一北各一片叶子成为一对，接着又是一东一西各一对叶子。叶子细长圆形，有着细细的毛，叶缘有细细的锯齿；叶面深绿，叶底灰绿，很秀气的样子。

它开的花呈淡紫色或白色，有点害羞似地长在叶腋里，很耐看。农村许多人家的园子里，或屋前屋后的空地、墙角边，会长着一丛丛薄荷，这草春来发苗，夏时生机盎然，冬时枯萎，不需施肥、除草，没人照料，以它绿叶和精致的花，装饰着农家小院。

在家里种点薄荷，主要不是为了观赏，而是它有着保健和治病的功能。

夏天时，太阳很毒，如头有点晕，采两片薄荷叶，揉碎，会有一股强烈的辛凉而清香的味道散发出来，将这叶子贴在太阳穴，哎，立马会觉得头脑清凉了许多。如果蚊虫叮咬了，也这样贴片薄荷叶，效果也挺好的。

薄荷有一种特殊的清香，主要是里面含有薄荷醇、薄荷酮、薄荷酯、月桂烯、柠檬烯、松油醇、桉叶素等，因此，薄荷可以说是一种由多种香油、香精组成的天然香料。由于各种成分含量的差别，因产地和收割时令的不同，薄荷的香味也有微妙的差别。

据古希腊神话说，冥界之神爱上了一个海神的公主，但是冥界之神的妻子很嫉妒这位海公主，将她变成了一种草，那就是薄荷。她虽然默无闻，长相平凡，但永远以她的清香，让世人喜爱。因为薄荷有着独特的清香，在花语中是"愿和你再次相遇"或者"再爱我一次"，假如薄荷香让人厌恶，自然就不可能作为这样意思的花语了。

在中国人看来，薄荷是一种可以食用的草。比如，有一种菜肴，将新鲜的薄荷嫩叶，洗净了，沾上蛋（需打发）面粉糊，油炸了，洒上白糖吃；还有一种叫玻璃薄荷的菜，是用白糖熬成糖浆，再将薄荷嫩叶放入，让薄荷叶裹上晶莹的糖浆，糖浆凉了以后晶莹如玻璃，非常好吃。据说，春天的薄荷叶很肥美，夏天的风味就要逊一点了。还有一些特色糕团，会用薄荷粉做馅，或掺在粉里，做成清凉风味的薄荷糕团。

过去夏天时，中国人多是自制没有添加剂的土冷饮。其中有一种饮料是用新鲜的薄荷叶泡水，放凉后当消暑降热的茶水，十分过瘾。也许，许多中国人成年以后，还会记得小时妈妈早上泡的薄荷茶，等到放学时回来，从桌上拿起一缸凉凉的天然饮料，咕嘟咕嘟喝上几大口，直凉到心田。

薄荷在中国绝大多数地方都能生长，农村有栽培，甚至城里人也会在花盆里或在天井里种一点。也许是因为中国人很久以前就食用薄荷，发现了薄荷也有很好的治疗作用，医生就用薄荷来治病。作为一种药，薄荷载入中国医药书，至少已有一千多年历史。也因为临床大量使用，中国医生对薄荷的药用价值，认识得比较深入。

据有人考证，薄荷是中国的一个原产的植物，唐代以前就有种植。开始作为一种蔬菜而没被古本草所收载，作为药物始载于唐代《新修本草》，以后慢慢被中医家所接受。同时，在接受波斯传来薄荷的同时，也接受了朝鲜薄荷（胡薄荷）。为了和胡薄荷区别，将源产自苏州的本地薄荷，称之为"吴薄荷"。李时珍《本草纲目》中记载："薄荷，人多栽莳……苏州所莳者，茎小而气芳，江西者稍粗，川蜀者更粗，入药以苏产者为胜。"明代我国苏、赣、川省已

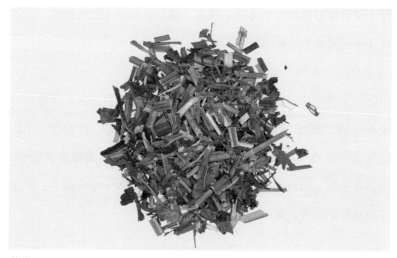
薄荷

有薄荷栽培。今江苏为我国薄荷主产区。（郭晓恒等《药用薄荷的来源研究》，载《安徽农业科学》，2013年第11期）过去苏州的太仓等地确实盛产"苏薄荷"，但现在的"苏薄荷"，实为苏北等地所产，苏州现已基本不种植了。

薄荷在我国分布极广，野生和培植都有。由于多型性及种间杂交，较难明确该属确实的种属，《中国植物志》第66卷认为全球薄荷粗分约有15种，细分约有30种。我国连同栽培种共有12种，其中有6个野生种。该志收录的12种薄荷中，明确记载原产他国的有7种。近年又有从加拿大引进的留兰香，从日本引进的薰衣草薄荷、菠萝薄荷和黑胡椒薄荷，或用于观赏，或用于提炼精油。应该以《中国药典》收载的薄荷作为法定入药品种。

中医认为薄荷味辛，性凉，归肺、肝经，临床上有一种外部原因导致的发热、咳嗽、咽喉痛、口干舌红，甚至眼睛红、出鼻血，中医认为这叫风热（中医将感冒分为风寒和风热等），用薄荷来治疗，效果非常好。薄荷内服可用于治疗麻疹、咽喉炎、荨麻疹等；外用可治神经痛，皮肤瘙痒、皮疹、湿疹。

薄荷中含有的有效成分比较容易挥发，要在其他药已煎煮得差不多时，再放入薄荷煮 2 分钟左右就可以了，李时珍甚至认为，薄荷生吃也是一种很好的服药方法。平时以薄荷代茶，可清心明目。中国古代医药书说，薄荷可以让人口气清新，《本草纲目》说薄荷"令人口气香洁"，可见中国人早就将薄荷用于口腔清洁了，后来人发明牙膏，不知有没有受这记载的启发。如果家里种有薄荷，上班时采一片绿叶含在嘴里，大概会比口香糖还爽吧！

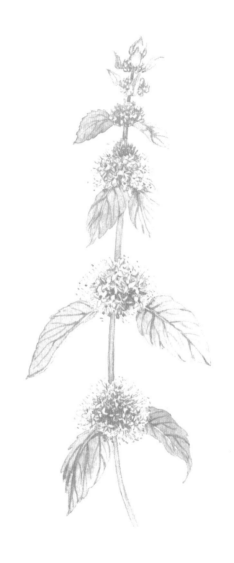

味甘，平，
无毒。
治胸胁逆气，
忧恚，惊邪，
恐悸，
心下结痛，寒热，
烦满，咳逆。
止口焦舌干，利小便。
久服安魂魄，养神，
不饥，延年。
生山谷大松下。

——《神农本草经》

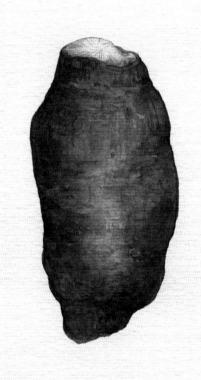
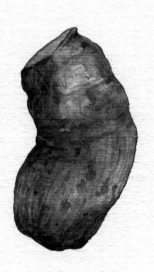

茯苓

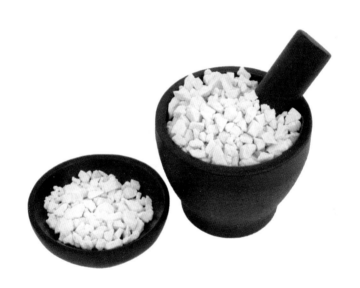

人间有『仙药』，松下蕴育成

唐代有位诗人叫李益，被罢了官，心情有点郁闷，来到长安附近的名山华山。

他本是来看风景散心的，但有意思的是，到了山麓后听人家说此山是"不死庭"，意思和今天的"长寿之乡"差不多。为什么华山有这样的美誉呢？好奇心让他把美景都放在了一边，四处寻访真相。

当地的老人向他谈起了华山的神奇，说曾有一砍柴人，被一股神奇的力量，送到了天上二十八星宿中的昂星上。在那他看到了一块石屏，上面刻有《古黄庭经》。但他对经书不感兴趣，而是得到了一个神仙们的秘密，就是在千年松树下，"下结九秋霾，流膏为茯苓，取之砂石间，异若龟鹤形"，吃了可以长寿。砍柴人回到人世间后，听说秦代的宫女，就是吃了茯苓，白头发又恢复了黑发，人也长生不老。因此吃茯苓可以长寿，在这里就人人皆知了。李大诗人就再不看风景了，在山上也寻找起了茯苓。最终有没有采掘到茯苓他没说，但写下了《罢秩后入华山采茯苓逢道者》这首诗，介绍了山上流传的这一民间传说。

茯苓给古代人的印象确实很神奇。《本草纲目》说它"出大松下，附根而生，无苗、无叶、无花、无实，作块如拳在土底，大者至数斤，有赤、白两种，或云松脂变成，或云假（借）松气而生"。其

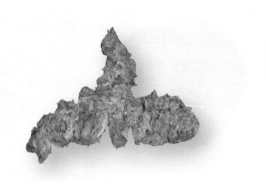

茯苓

实，它不过是多孔菌科真菌茯苓的菌核，生在松树根上，如此而已，说穿了并不神奇。

在中国的传统文化中，因为松树是一种常绿树种，不怕严寒，即使是冰天雪地，仍然是针叶青翠，2500多年前的孔夫子就赞美说："岁寒，然后知松柏之后凋也。"（《论语·子罕》）中国人除敬佩松树不畏严寒外，还发现它生命力十分顽强，于是将松树作为长寿的象征。中国的老寿星，总是笑呵呵地站在松树下；人们祝贺老年人身体康泰，也总说是"寿比南山不老松"。那么专门在松树下以很奇怪的方式长成的东西，古代中国人觉得必然和长寿有关，有的人就赋予它仙药的含义。

茯苓当然不是仙药，中医也不觉茯苓很神奇，而是一种疗效很确切的

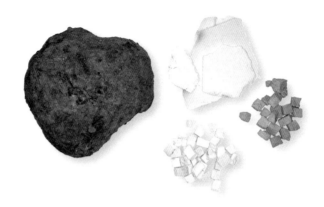

茯苓

重要中药，其味甘、淡，性平，归心、肺、脾、肾经，主要作用是利尿、安神、止呕、健脾等。对于茯苓能延年益寿的看法，至少已有千年的历史，现代实验室除发现茯苓确有利尿作用外，还发现有增强免疫的作用，可改善老年人的细胞免疫功能，此外还有抗癌等作用。

茯苓生长在黑松、马尾松、赤松、黄山松等各种松树下，一般在向阳干燥的松树林里。有经验的采药人，走在松树林里，通过观察地面，就能发现地下埋有茯苓，一挖一个准。不过现在茯苓也大量人工栽培，并不是很稀罕的药材了。

茯苓分赤茯苓和白茯苓两种，中医认为赤茯苓主要用于利尿，治疗小便不通，水肿等，而白茯苓除利尿外，还有保肝、安神、健脾和补益的作用。现在发现还有抗氧化、抗炎、抗病毒等作用，临床适应证更为广泛。

需要注意的是，医生如不写明赤茯苓，药房配的药就是白茯苓；有时因为云南所出茯苓质量较好，医生开处方时也会写"云苓"。

茯苓是像山芋那样很大的"块茎（菌核）"，采收后，先要放在室内盖上稻草，它会发汗，"块茎"体内的水分会散发很多，外皮都起皱了，然后将皮削下，切成片，继续干燥，就是茯苓了。

那削下的皮，叫茯苓皮，功能和赤茯苓差不多，也有较强的利尿、渗湿、消水肿的功能，但没有安神补益的作用。

茯苓的厚块或片，就可以直接用来入药，一般是用作煎剂，也可研成粉配上其他药服用。选较为洁白的茯苓，研成粉，茯苓粉看上去和米粉差不多，筛去杂质，有时就被人叫做茯苓霜，像米糊那样调来吃，是一种有滋补作用的食疗方法。中国清代著名长篇小说《红楼梦》第六十回中，就有这样的情节，有广东的官员来拜访贾家，送来一篓茯苓霜，说是"拿人奶和了，每日早起吃一盅，最补人的。"这种吃法反映了当时官宦贵族奢靡的生活，今天看来当然不可取。

还有一种服用茯苓的方法是放在成药中，如治疗心脾两虚引起的怔忡健忘、食少不寐的归脾丸；治疗胃寒气滞引起的不思饮食、胃脘满闷的香砂养胃丸等，以及保和丸、参茯白术丸等，这些经典中成药里面都有茯苓。

因为茯苓有安神作用，中药对这功能十分关注。后来有人采取了两种办法强化安神作用，其中一种是用朱砂粉染一下。朱砂是一种矿物，其色鲜红，含有汞，过去中医认为朱砂有安神、镇惊等功能，用于治疗失眠、心神不宁等证，临床常有少量使用。而将少量朱砂粉拌在茯苓上，此时茯苓的外表颜色不再是雪白而是艳红，叫做"朱茯苓"。但因朱砂含汞，现临床已不再内服，茯苓染朱这种做法就被淘汰了，这表明中医药也在与时俱进。另外一种方法将茯神用作安神药。所谓茯神，就是野生茯苓抱松树根而生，挖掘采得后，去皮切片，将有根的部分，另切成片后，叫茯神；不含根的纯茯苓，就叫做茯苓。

茯神长于安神，用于治疗有失眠症状的神经衰弱和一些精神科类疾病。但相对来说，因为茯苓有了人工栽培，茯神就比较难得了。

还有一种中药叫土茯苓，这是百合科植物光叶菝葜的干燥根茎，和菌核组成的茯苓是完全不同的两种药材。土茯苓的作用主要是除湿、解毒、通利关节，治疗痈肿、瘰疬等，和茯苓的药效并不一样，这是需要注意的。

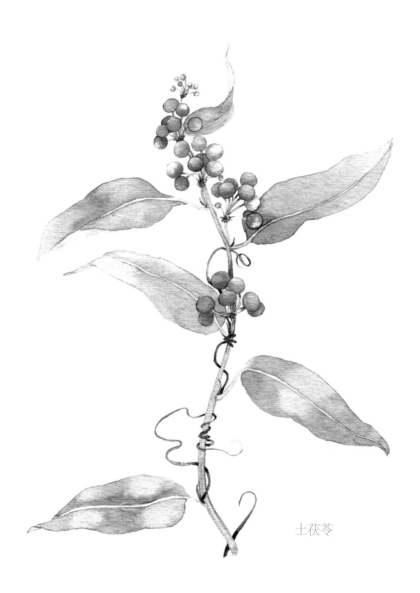

土茯苓

味苦，温，无毒。

治咳逆，

伤中，补不足，

除邪气，

利九窍，

益智慧，

耳目聪明，

不忘，强志，

倍力。

久服轻身，

不老。

——《神农本草经》

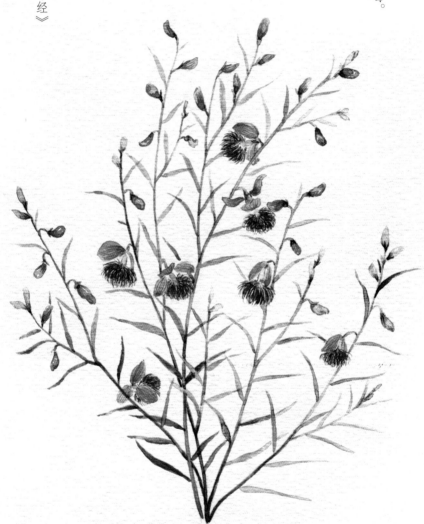

远志

虽然叫小草，草根用处大

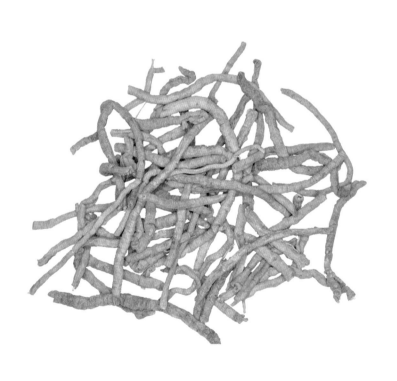

公元 228 年，中国正处于魏、蜀汉、东吴三大政权分裂的时代。享有崇高声誉的蜀汉军事家、政治家诸葛亮，率领大军北出祁山，准备打一场伐魏战役。

就在这大战的节骨眼时，魏国天水郡的中郎将姜维，被郡的主官怀疑会叛投蜀汉，在他出城后，将城门关闭，不让他回来。姜维走投无路，只好和其他人一起到诸葛亮大军前去投降。

姜维是个孤儿，由母亲含辛茹苦抚养长大。姜维从小就胸怀大志，不拘小节，努力学习军事，有一帮志同道合的人追随他，在当地有相当影响力，郡里的官员们对他一直有所忌惮。

姜维和他的同伴投奔蜀汉后，诸葛亮非常高兴，认为此次北伐战役虽然总的说来是失败的，但是得到了年轻有为的姜维，是非常值得的。诸葛亮当年就封姜维为将军，甚至还封为侯，带他到宫中去见蜀汉皇帝，后来还将他定为自己百年之后的接班人。

姜维到蜀汉，虽然受到重用，但是和母亲失散了。有一天，姜维接到母亲的来信，问他要一味叫"当归"的中药。据说，魏国天水郡后来的官员分析认为，姜维投蜀汉，当初也是不得已的，因此就没有为难他母亲。姜母这封信，是不是官方让她写的，用母子之情来

142

招姜维回来，就不得而知了，但姜母考虑到招姜维回到魏国的心意，不能在信上明白表露，以便蜀汉的人知道了对儿子不利，于是就假装要药，寄出了这封信。

信中的当归，既是一味常用中药，也别有含义，意思是应当归来，这药名寓意母亲对儿子回家的呼唤。

姜维因在蜀汉受到重用，接到这封信后，写信给母亲说："良田百顷，不在一亩，但有远志，不在当归也。"表示他胸有远志，不愿意回家。

而姜维所说的远志，也是一句双关语。因为是母亲索要一味蜀中出产的优质中药当归，儿子讲的远志，也是一味中药，寓意他怀有远大理想，不愿意回去了。

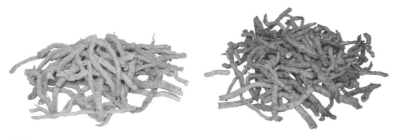

远志

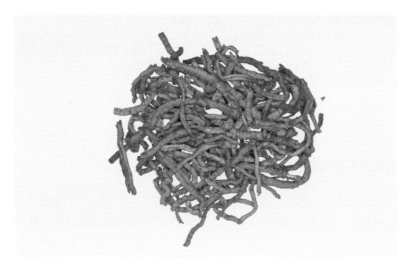

远志

远志这味中药，从植物形态来看，是一种很普通的草，甚至古代人称之为小草、细草，药用的是这植物的根。首载远志的《神农本草经》，将它列为上品，说它"主咳逆伤中，补不足，除邪气，利九窍，益智慧，耳聪目明，不忘，倍力，久服轻身不老"，评价很高。

有人考证，远志最初来源于山东半岛一带，以后逐渐在各地发现新的远志分布地，现以山西、陕西为主产区，且质量最好，产量最大。

但明代医药学家李时珍发现，临床上所药用的远志小草，其实有两种，一种叶子大，一种叶子小；现以远志和卵叶远志两种作为最正宗的药用品种。但野生远志不能满足临床需求，已有农民进行种植。

有人提出："我国共有 44 种远志属植物，其中 22 种可作药用（这22 种植物名引者略，也有人说有 23 种）……除常用的远志和卵叶远志之外，瓜子金在全国大部分地区以全草入药，广西、四川、江西等省份有收购；苦远志主要分布于云南省，在当地应用；黄花倒水莲在广西省有收购；华南远志在两广部分地区有商品，广西地区商品名为紫背金牛，广东地区名为大金不换；其他种类如黄花远志、小花远志、新疆远志和小扁豆等均在小范围内或民间使用……远志作为大宗药材，又发现有新的药用效果，需求逐步增长。一方面可以加强远志的繁殖、栽培研究，扩大种植面积，满足市场需求；另一方面可以寻找同属可替代的植物。但是虽然国产远志属植物有一半明确记载可供药用，但所述功效有一定差别……在科学研究的基础上，相信有些种类可能能够作为远志的替代药材。"（刘超等《传统中药远志研究概述》，载《河北农业科学》，2014 年第 5 期）

该论文透露出远志的实际使用情况，远比教科书所记载的要复杂。因此他们提出，既然远志临床需求大，那么可使远志家族里面的一些其他植物，经科学研究后用于临床。比如有一种叫美远志的植物，功效与远志相同，美洲、欧洲及日本广泛使用已有数百年历史，而且得到了详尽的分析和研究。这个例子对我们拓宽远志属植物的药用，应该有启发作用。

药名叫远志，是因此根有宁心安神的作用，其味苦，味辛、温，归心、肾、肺经，可治失眠、健忘、情绪低落、精神恍惚等证。试想，一个人如果有了这些精神方面的症状，还怎么能树立远大理想、或者有了理想而有饱满的精神去实现呢！远志这个药名似乎告诉我们，精神健康，人才能立志并有所作为。

远志的功效，当然不是药名所能概括，有人归纳其功效为：补益气血、活血化瘀、健脾利湿、祛风除湿、止咳平喘、安神益智、清热解毒、解郁、发表等，临床上主要用于气血不足、跌打损伤、风湿疼痛、咳嗽气喘、惊悸等证的治疗。

"医圣"孙思邈的"孔子大圣知枕中方"，就是后世人称的"孔圣枕中丹"，是益智方剂的著名代表，其中就有远志这味药。

看来，远志小草真是一种神奇的植物啊！

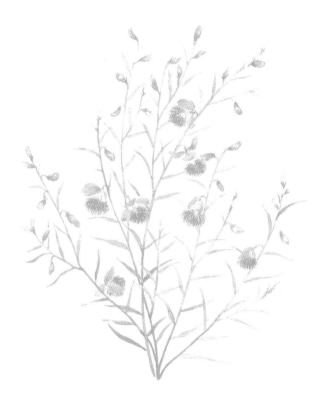

味苦，

温，

无毒。

治咳逆上气，

胸中寒热结气，

去蛊毒，

痿蹶，

安五脏。

生山谷。

——《神农本草经》

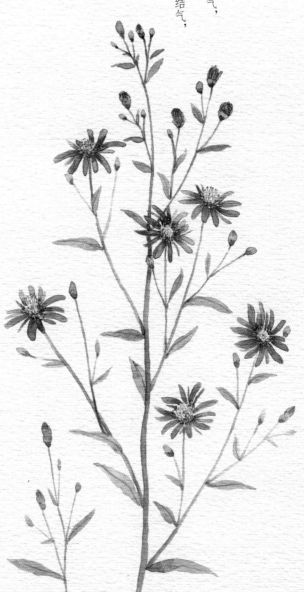

紫菀

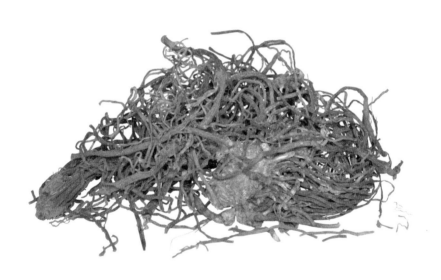

北方的田野山岗，到了九、十月间，常能看见一种高一米左右的野草，以蓬勃的绿叶、美丽夺目的花朵，妆点得秋光分外妖娆。

这野草叫紫菀，是一种多年生宿根的菊科植物。

紫菀在北方到处可见，许多地方有关于它的传说。说它本来是一位农村姑娘，名叫小倩，心灵手巧，热爱劳动，尚未婚配，和孤母相依为命。后来姑娘生了一种慢性咳嗽的病，没钱治疗，死前对母亲说，"娘呀，我舍不得离开你……"伤心的母亲将她埋葬在山岗上。

此后，孤单的母亲经常去山岗看她，有一天发现坟上长出了一丛草。母亲和坟丘说话时，那草也在微风中点着头。到了九月，草开出紫红色的花，嫩黄的花蕊，很是漂亮。有一年，村上也有姑娘生了这种病，咳嗽，消瘦，也是一天天病情严重起来。有天晚上母亲梦见女儿来看她了，女儿对母亲说："娘啊，坟上的花，就是我呀，你挖出它的根来，给那患病的姑娘送去，让她煮汤喝。"那姑娘喝了坟上那草的根煮的汤，病果然好了。

因为那草是一位姑娘的化身，来到人间治病救人，所以人们叫这草为"还魂草"，《本草纲目》记作"返魂草"。其根为药，名叫紫菀，李时珍解释说，"其根色紫而柔菀，故名"。但在最早记录此药的医籍中，记作"紫蒨"。蒨是草茂盛的意思，但从字形的结构来解释，也可看作小倩姑娘就是一种草。

故事有点让人伤感。但作为一种药，却是造福千千万万的国人，李时珍夸奖紫菀是"肺病要药"。紫菀的根细而柔韧，不易折断，外皮颜色紫红色，很是好看，而且这根还有一点香气；嚼一嚼根，味道是甜的，苦味很少，而且紫菀的药性属微温，给人的感觉就如一位温柔善良的姑娘化身。

紫菀的功能是润肺下气，祛痰止咳，"性温而不热，质润而不燥"，是一味药性平和的药，既可用于内伤导致的肺虚咳嗽，也可用于外感风寒导致的咳嗽。假如病人病程较长，体质较弱，用紫菀治疗，也不用担心药性太猛伤害身体，古代医籍《千金方》说它可以用来治"三十年嗽"。

苏州市中医医院第一任院长黄一峰先生（已故），常在药方中第一味药先开紫菀，甚至有人戏称他为"紫菀先生"。或问黄老为什么要常用这药？他说"以宣肺气"。中医所说的肺气，三言两语还说不清楚，而且还认为肺气宜宣不宜郁，看似很神秘，其实想一想就可理解了。大凡肺部疾病，总有气闷、气急、气喘等症状，痰咳不出来，气透不过来，病人非常痛苦。因此，中医注重"开肺气"，

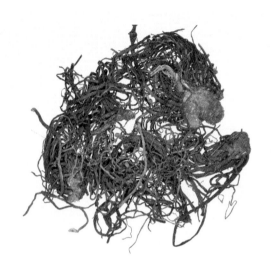

紫菀

可能是让人呼吸顺畅，痰容易咳出，这样的治疗思路是很有道理的。紫菀的药性，其特长就是能开肺郁。

不知为何，紫菀还能用于治疗习惯性便秘和小便癃闭。中医认为，人体内脏之间的功能是一个整体，脏腑互相影响，不能孤立来看，金元四大家之一的名医朱丹溪，就首创开降肺气、疏通传导、上窍开泄、下窍自通之说，以使用肺部之药来治疗便秘、尿闭等症。后来有人将中医这种治疗的方法叫"提壶揭盖"法，意思水壶倒不出水，上面揭开盖子，通了气，水就倒得出来了。虽说是比喻，但至今临床还有人使用此法，只要药方对证，确实很有效果。北宋时有位叫史载之的医生，有一次替一位宰相治疗顽固性便秘，买了二十文钱的紫菀，药一服下，这位痛苦难忍的贵官很快就通了大便。真是奇效如神。

细看从古至今凡是用到紫菀的药方，医生对这味药的态度都特别细腻温柔。用此药时，先要用蜜水炒一下，据有人研究，蜜炙后的纯紫菀，紫菀酮的含量升高，再加上炼蜜的作用，润肺止咳作用加强。此外，医生还往往喜欢给紫菀搭一味花类药，两药同用，药效更好。这药叫款冬花。款冬开黄花，也很美丽，现常用作公园观赏花。款冬花未开放前采摘即是药材，也是一味止咳定喘的常用药。款冬花入药，也常先要用蜜水炒过。

紫菀、款冬，作为中药简直像是一对姐妹花。中医让款冬配紫菀，似乎是不想让小倩姑娘在解除人类疾患时感到孤单吧？其实，将两种药配伍以提高药效、减少毒性这种做法，中医叫做"药对"。中药有许多"药对"，是一门专门的学问。

紫菀中含有 60 多种物质（或说化合物达 124 个），祛痰起主要作用的是其所含的紫菀酮。但人们发现，紫菀的质量与生长环境和地域环境有直接的关系。现在紫菀应用较多，野生紫菀日益减少，国内已通过大面积栽培来满足临床需求。但紫菀在不同产地不同种源间都发生了遗传变异；另有人发现，其中根茎重变异系数高达 70%。"小倩姑娘"为适应环境如此善变，这真让人出乎意料。这就需要广泛收集紫菀种植信息，作深入、系统的研究，才能选出优质而高产的紫菀品种。

紫菀多用于治疗咳嗽痰喘等呼吸道疾病，但现在研究还发现，紫菀因含紫菀肽、多糖等，还具有抗肿瘤作用，这方面研究已不少；所含黄酮类是抗炎镇痛的活性成分；紫菀还有抗菌、抗病毒作用，有利于减少抗生素的使用。紫菀的其他作用，值得作进一步研究。

要注意的是，紫菀入药品种较多，甚至还有其他属如橐吾属植物在有的地方用作紫菀入药。一般认为，栽培紫菀品种可靠，质量也优，而所谓野生紫菀来历复杂，反倒不宜入药。

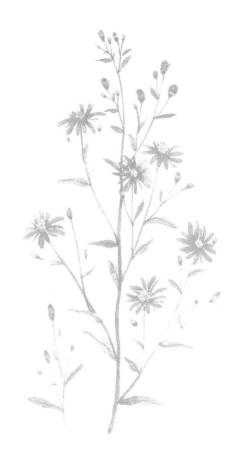

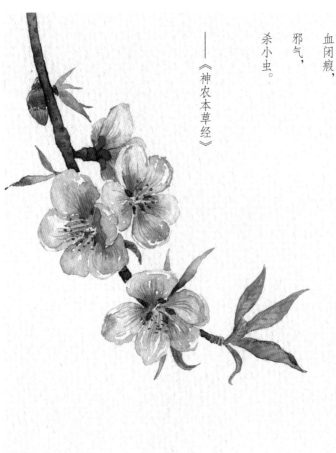

味苦，平，无毒。

治瘀血，

血闭瘕，

邪气，

杀小虫。

——《神农本草经》

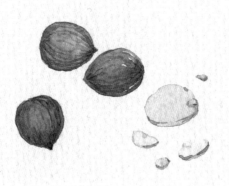

桃仁

桃花笑春风，核仁治病灵

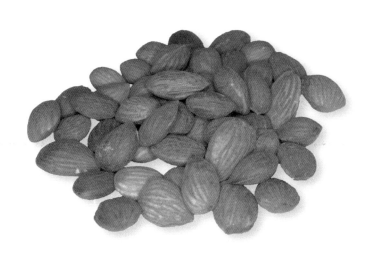

中国古代奇书《山海经》里，收集了许多上古时期流传的神奇的故事。其中有个故事叫"夸父逐日"，在中国人人皆知。

上古时有个叫夸父的人，有天去追赶太阳。他跑得非常快，快接近太阳时，被烤得口渴难忍。于是他就到黄河、渭河去饮水，两条大河里的水都被他喝光了也没解他的渴。于是他决定到北方的大湖去饮水，但走到半路就渴死了。他手里有根木杖，丢弃在地上，化为一片桃林。

桃，是原产于中国的一种蔷薇科李属落叶小乔木，据说最早栽培成水果的是长江下游太湖流域这一带。而夸父逐日这个故事，反映了很久以前，中国古人对桃树的感情，认为这是一个能追上太阳叫夸父的英雄所留给百姓的最后心意。故事中反映桃树成林的地方，是在北方，可见桃树一经培育成水果，就受到欢迎，越过长江、黄河到了北方地区。

在两千五百年前的中国第一部诗集《诗经》中，就有"桃之夭夭，灼灼其华"的优美诗句，成为中国语言中的经典，至今仍被人引用。这句诗是诗人借用桃树长得茂盛，桃花开得像火一样热烈来歌颂新嫁娘，但很多人忘记了新嫁娘，只记得这两句形容桃树的诗句了。

千百年来，桃树在人们的心目中就是美好的象征。东晋的时候，战乱频仍，有一位叫陶渊明的大诗人写了一首诗，诗前有篇序言，这首诗，人们基本上忘记了，但诗的序言却成为不朽的名篇，这就是中国文学史上有名的《桃花源记》。此文说有个渔夫看见一条河，河两边尽是桃树林，一路上芳草鲜美，桃花正谢，落英缤纷。等到走完桃林，在河的尽头，他经过一个山口，看到了一个村庄，里面另有美丽世界，有良田美池桑竹，阡陌交通，人们怡然自乐，过着安宁的日子。从此，中国人将过着安宁自足生活的地方叫桃花源，而桃花源的场景，也成为了永远的人间天堂。

这些美丽的神话或者传说，已经成为中国文化传统中富有诗意的典故。因为中国人喜爱桃，接触桃的时间长，逐渐发现桃有药用价值。比如，桃花在唐代时就被作为一种药，而在临床上治疗内科或皮肤科的疾病，并记载在唐代以来的许多中药书中。那时，为了将桃花做药，人们在三月间桃花将开的时候采收，阴干，然后放在干燥处收藏。因为种桃时需要摘掉一部分花，让留下的花结果，这样才能让桃树集中养料，结出硕大多汁的桃子，所以采摘桃花花蕾作药用，并不影响结桃子。

在古代，医生还用桃叶、桃根、桃树的白皮作药用。桃树分泌的树胶叫做桃胶。古代认为这也是一种药，李时珍认为它有"和血益气"等药用功效。至今，许多地方的农民还会收集桃胶，甚至在夏季用刀切割树皮，待树脂分泌出来后收集，晒干，作为商品。不过，将桃胶作为药品现在是很少了，而作为美味食品的却很多。将桃胶用温水泡开后，或者烧成甜品，或者炒菜、煮汤，都是很有特色的佳品。太湖中有个西山岛，岛上的农民，招待客人，就常烧桃胶汤，或者用桃胶炒太湖中的特产银鱼，农民还会放一点新鲜青菜腌的菜末，桃胶如水晶、琥珀，银鱼如银簪，腌菜如翡翠，这道风味菜色彩淡雅又味道清爽，实在是让人难忘，而且当地农民会热情地说："这桃胶是补血的呀。"

入药的是桃仁。不过医生用来治病的除水果桃子的核中之仁外，还有就是山桃、扁桃等的核仁。桃仁味苦、甘，性平，归心、肝、大肠经，有活血祛瘀，润肠，止咳的功效。如摔伤了，身上有了瘀伤，或妇女月经不来（中医叫经闭），就可用桃仁。现在发现，桃仁还有抗凝血和抗血栓形成等作用。

明代有个永乐皇帝，就是他决定将明皇朝迁都北京的。他的长子也就是皇储，有位姓张的妃子，月经好长时间没来了，请了许多御医来会诊。大家都祝贺说是怀孕了，给妃子服的都是保胎药。但是10个月过去，张妃的病很重了，腹胀如鼓，其中一位叫盛寅的御医诊断了以后说，这不是怀孕。他开的方子都是破瘀通经的药，太子一看，大怒，这不要绝了我的皇嗣吗！下令将盛御医关进大牢。

但是张妃信任这位盛御医所讲，并坚持服他所开的药方。服了盛御医开的药方后，张妃排出许多瘀血，胀消腹平，人感觉很舒服，病情减轻了。太子这才命令将关在牢里的盛御医放出来，用皇家仪仗送回家里。盛寅全家本来都吓得胆战心惊，忽然又看到他这样风光地回来，这才舒了一口气。

那么，盛寅开的是什么药方呢？原来是以桃仁为主药的桃仁承气汤。

用桃仁治疗太子妃这件惊心动魄的事，盛寅记载在他的医学著作《医经秘旨》中。

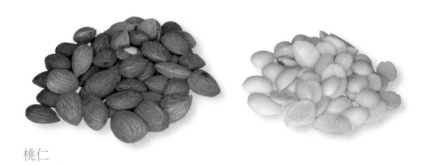

桃仁

味苦，寒，无毒。

主下瘀血，

血闭，寒热，

破症瘕积聚，

留饮，宿食，

涤荡肠胃，

推陈致新，

通利水谷，

调中化食，

安和五脏。

生山谷。

——《神农本草经》

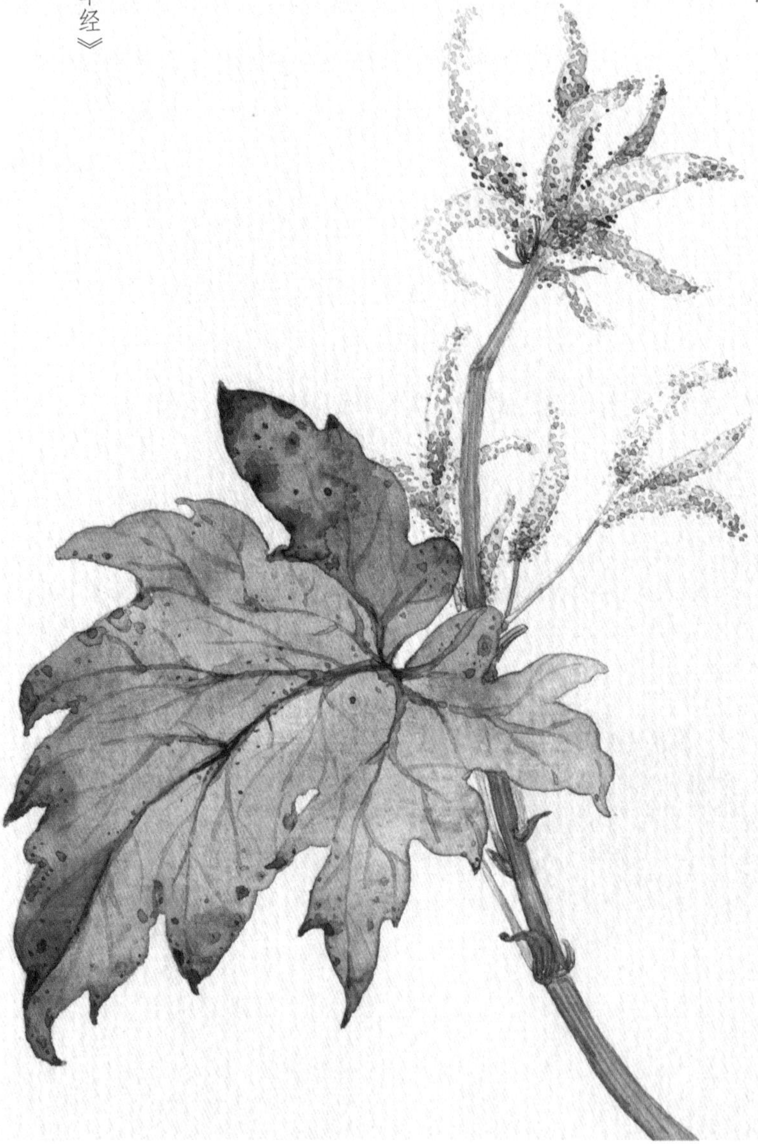

大黃

威猛的将军，古老的神药

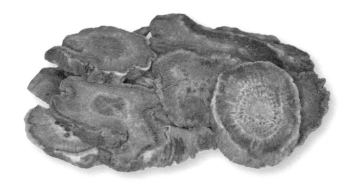

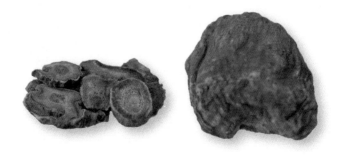

大黄

1839年正月的一天，北京紫禁城里的道光皇帝，面对英国等列强咄咄逼人的压力，正在苦思对策。当时的大清国土虽大，却是一个守旧落后的农业国，而英国则是一个朝气蓬勃、拥有先进生产力和强大军事力量的新兴大国。道光皇帝听说夷人（即英、法等西方人），如果没有中国的大黄，就会解不出大便而被憋死的传闻，于是就以上谕的形式询问大臣："其茶叶、大黄果否为该夷所必须，倘欲断绝，是否堪以禁止，不至偷越之处。并著悉心访察，据实具奏。"

一声叹息！皇帝问出这样的问题，反映了大清严重缺少对国际情况的了解，在今天看来是一则让人心情沉重的往事。

道光皇帝所说的大黄，是一味传统中药，确实有通大便的功效。自清初以来，就通过两条途径大量出口，一是从海上输出，一是走陆路销往中亚。直到今天，中国还在大量出口大黄。

用大黄治病的历史可以追溯到战国时或更早，在古代传说中，神农是最早发现中药的人，他为了找到能治病的药（那时食物较少，他这样应该也包含寻找食物的目的），尝遍各种植物，以了解药性，每天都会中毒，是个受人尊重的半人半神式先贤。可能神农时代的医生还没掌握服用大黄的药量，所以在《本草纲目》的记载中，神农对大黄的认识是"苦、有毒"。但中国医生通过长期的临床实践，对大黄的认识不断深化。到了战国时期，神医扁鹊就认为大黄"苦，无毒"了。

几乎可以说每一位中医，都有使用大黄的体会，因此代代相传，互相交流，积累了丰富的用大黄治病的经验，对大黄的认识也越来越全面，到了精微或者说出神入化的地步。

一般来说，大黄是一种寒性的攻下类中药，当然，中医决不会将大黄简单的作为一种泻药使用。

首先是利用其寒性，来治热性的疾病；其次是利用其泻下的作用，将"热"导致的疾病，通过"泻"来去除。因此李时珍说大黄"泻

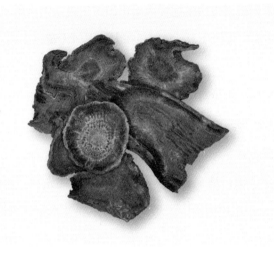

大黄

诸实热不通"。实热是邪气盛实导致的发热。这时病人体内有很强大的"外敌"侵入，或在肠胃里，或者到了血里，对付这样的"外敌"，就不能用和风细雨式的中药来对付了，必须要用一味像威风凛凛的将军那样的药，才能打败病邪。大黄治病，只要对证，就可很快见效，古代在这方面有数不胜数的医案。因此，在中医界，大黄有"将军"的美誉，意思是这味药对疾病有攻关拔寨、无坚不摧的那种竣猛的能力。

不过，虽然大黄对敌作战猛不可挡，但只要用得好，就不用担心它"错杀无辜"。比如，当病人病情严重时，需赶快将体内的热毒排掉，此时只需煎药时将水煮开后再放入大黄，稍微滚几下就好。表面上看，大黄才煮了没多久，药力应该比较薄，然而恰恰相反，只有这样的药汤，泻下的药力才最厉害；如煮的时间长，反而没有泻下的作用了。中医还发现，生大黄药力猛，如将大黄"炮制"一下，药性就缓和多了。炮制大黄主要有两种方法：一种是酒大黄，用酒拌匀生大黄片，闷透后，放锅内用文火炒；一种是熟大黄，用酒拌匀后放在容器内，密闭，用蒸汽或隔水炖熟。

中医有时用大黄时会在药方上写"制军"，意思是独特炮制过的将军。这制军是以车前草、侧柏叶和生大黄同煮，煮到水将干时，将车前草、侧柏叶弃去不要，大黄取出晒至五成干，切片，再晒干。

还有一种大黄炭，是用旺火将大黄炒到呈现焦黑色。中药为何要将大黄炮制得如此"焦头烂额"呢？原来，中医认为有的人出血（如痔疮出血、吐血、咯血、鼻衄、尿血等）是热证导致，此时就适合用大黄炭。而据研究，大黄确实有止血的功能，炒成炭后药效更好。

此外还有醋大黄、蜜大黄、石灰炒大黄等，这些都是为调整大黄的药性，强化某些方面药效，弱化其竣猛作用而作的特殊炮制。对大黄来讲，生用或熟用，略煮或久煮，加酒、醋、蜜、侧柏叶等，就好像给"将军"加配了武器，让"将军"能更精确地打击患者体内的病邪，另一方面，药性也温柔了不少。对医生来讲，善用大黄是基本功。

现在大黄的应用范围较以前更加广泛了。比如，大黄现在是临床上治疗慢性肾功能衰竭最常用的中药，有人认为其所含的大黄酸可能是治疗慢性肾功能衰竭的唯一活性成分。又如，人们近年发现大黄抗氧化作用较为突出，具有抗衰老作用，能改善老年人的认知功能。

临床所用的大黄，是三种植物的根。一种叫掌叶大黄，又叫北大黄、天水大黄；一种叫药用大黄，又叫南大黄、马蹄大黄、雅黄；一种叫唐古特大黄，又叫鸡爪大黄。还有一些植物如华北大黄、藏边大黄、河套大黄等，一般不入药。我们从药材商人手中买到大黄时，根往往已经加工过（如有的水洗，有的不洗，有的刮去外皮，有的晒干或炕烘干，有的还要修一下外形，品名也有西宁大黄、铨水大黄、马蹄大黄），所以，鉴别大黄，也是一门很需讲究的学问。但中医通常认为，好大黄表面呈红棕色，上面有白色网状纹理及类似红点子，这也叫做"锦纹大黄"，气味清香，嚼之粘牙，是为上品，药效最好。

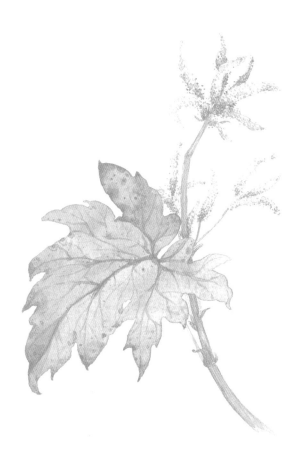

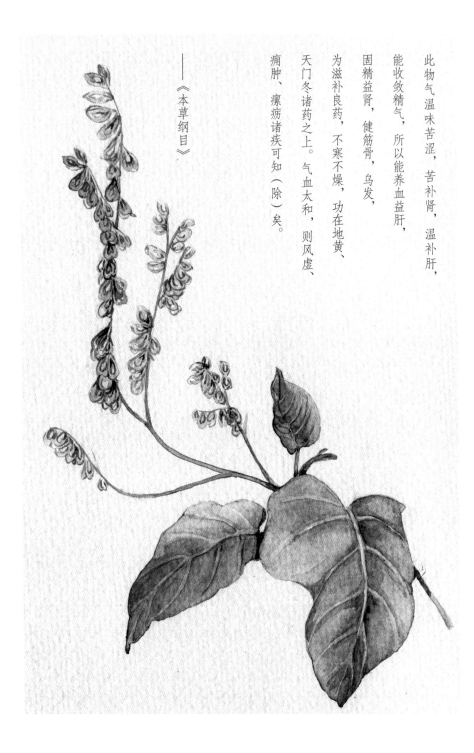

此物气温味苦涩，苦补肾，温补肝，

能收敛精气，所以能养血益肝，

固精益肾，健筋骨，乌发，

为滋补良药，不寒不燥，功在地黄、

天门冬诸药之上。气血太和，则风虚、

痈肿、瘰疬诸疾可知（除）矣。

——《本草纲目》

何首乌

勿作仙药看，生、制效不同

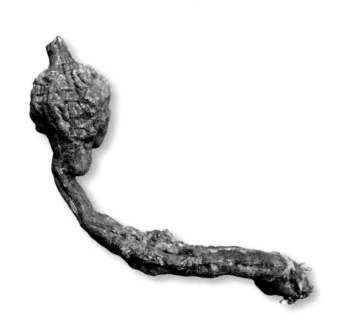

清朝光绪年间，苏州有一富家仆人，到一家名中药店配药。店里配药伙计慢条斯理，好久也没给他配药，他就忍不住催促了几句。配药师傅说："你如等不及，回去可以叫你东家自己开药店。"

那仆人回去后就对老爷讲了。老爷有钱有势，受不了这话，果然就在那家药店附近开了一家很大的中药店。过去中药店都要有一些自己制作的招牌成药，这家店推出的成药叫首乌延寿丹，宣称是出了高价，从明代著名官宦人家董其昌家的后裔那里买来的，功效是补肝肾，强筋骨，乌须发，温而不燥，补而不腻，壮年可服，老人更宜……从此成了苏州名中成药。

清乾隆时出版的《浪迹丛谈》第八卷中，介绍了首乌延寿丹并评价其高：

> 前明华亭董文敏公（即董其昌）有久服之延寿丹方，公年至耄耋，精神不衰，皆此丹之力。传之我朝，服者亦不乏其人，俱能臻老寿享康强，须发复元，腰脚增健，真却病延年之仙方也。

何首乌

此书披露了首乌延寿丹的处方和炮制药材及制作成药的详细方法，还介绍当时已有药店在制售和很多人服此药的情况。该书作者梁章钜曾任江苏巡抚（相当于今天江苏省省长），曾长住苏州，他写苏州的事应当可信。

该成药由多味中药组成，所有的中药，都要进行炮制，其中最重要的药——何首乌的炮制尤其复杂：要先用黑豆汁浸一晚，切片晒干，再用黑豆汁浸一晚，第二天上笼蒸，如是九次，然后晒干再用。

中医普遍认为，何首乌有乌须发作用。

《本草纲目》中记载说，唐朝有个叫何田儿的人，患有不能生育的疾病。58岁时，他遇到一位老人，叫他吃一种名"交藤"的植物，后来就"经年旧疾皆痊，发乌容少，十年之内，即生数男，乃改名能嗣。又与其子延秀服，皆寿百六十岁。延秀生首乌。首乌服药，亦生数子，年百三十岁，发犹黑"。这个吃"交藤"而延年益寿的秘方由此传了出来。由于何首乌是何能嗣的孙子，人家就将"交藤"下所生的块根，叫做何首乌。

据李时珍考证，将"交藤"植物的块根九蒸九晒后作药用，源自今江苏省南部的茅山。这一道教的秘方，在唐元和七年（812）由茅山一位老人传到一叫文象的僧人那里，逐渐为世人所知。而一个叫李翱的大臣，第二年据此事写了一个传奇故事，故事里的人物取名叫何田儿、何首乌等，因为这个故事的缘故，从此"交藤"的块根就叫何首乌了。

何首乌是一种多年生缠绕藤本植物，藤叫夜交藤，可改善睡眠。按照传统说法，何首乌块根年代越久，滋补作用越大，现在即使是人工培栽，也要经 4 年或更多时间采挖。至于有时出现人形何首乌块根，甚至有男、女之像，那是在块根外包了模型，让其在土里再生长几年，吹成很神奇的"仙药"，甚至说是有数百年、千年了，无非是想忽悠人，骗点钱。

在很长时间里，人们将何首乌看做是滋补类药，但是后来对其功效产生了分歧。有的说它用于血虚及肝肾阴虚证，有的说它有润肠通便的功能，也有的介绍用于疮痈，治七风疬疾、皮肤瘙痒……

关于何首乌乌发的功能，现在确有不同的看法。曾任中国医史文献研究所所长、担任《中国本草全书》学术委员会主任的郑金生，在其《药林外史》一书中说："不可否认的是，在此以前（指 812 年）的医药书中，确实没有关于何首乌的记载。何首乌是蓼科植物，和大黄同科，含有许多和大黄一样的泻下成分。如果根据《何首乌

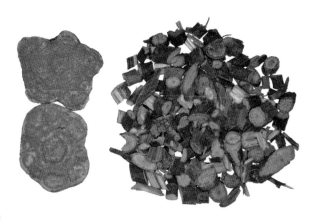

何首乌

录》记载的服用方法（曝干捣末），该药只能引起泻下。即便明代
何首乌的九蒸九晒炮制法，也没有可靠的临床证据证实炮制后的何
首乌就一定能乌须黑发。认定何首乌能乌须黑发，很明显是一种传
奇，本来就当不得真。明代多位医家反对何首乌补益之论。……但
由于李翱《何首乌录》的影响太大，即便时至今日，何首乌乌须黑
发的说法依然在许多人头脑里根深蒂固。由此可见，文学作品对药
物的渲染，其产生的影响是如何之大！"

但许多中药书籍，对何首乌的滋补、乌发功能，没有作全盘否定。
国家药典里，将何首乌分为生（干燥的）何首乌，和经过炮制加工
的制何首乌两种，予以分别记载。生首乌功能与主治是："解毒，

消痈，润肠通便。用于瘰疬疮痈，风疹瘙痒，肠燥便秘；高血脂。"
制何首乌的功能与主治是："补肝肾，益精血，乌须发，强筋骨。
用于血虚萎黄，眩晕耳鸣，须发早白，腰膝酸软，肢体麻木，崩漏
带下，久疟体虚；高血脂。"医生开处方需写清楚生首乌或制首乌。

国家药典指出了生、制何首乌不同的功能与主治，这样介绍肯定经
过慎重考虑，兼顾了传统用药习惯和生、制首乌有不同功能这一现
实。我想，何首乌经过与黑豆汁蒸晒后，与生首乌性能必然有所不
同，而且用于乌须发、补肝肾时，医生很少单用制首乌，还要用其
他中药如黑芝麻、墨旱莲、女贞子、熟地黄配合。

目前似乎不宜因为何首乌乌须发功能有不同看法而彻底否定这味
药，更何况，现在实验室研究发现，何首乌确有降血脂及抗动脉粥
样硬化、增强免疫功能、延缓衰老、抗菌、扩张外周血管等作用，
其药用价值还有待作进一步研究。有一点是肯定的，何首乌需要在
医生的指导下服用，一般以不超过 10 克为好，并且不宜连续服用
1 个月，以免肝损伤。

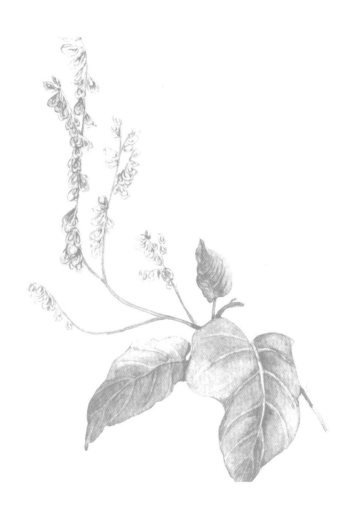

味甘，

平，

无毒。

治邪气腹胀。

心痛，

利大小便，

补中益气。

生山谷。

——《神农本草经》

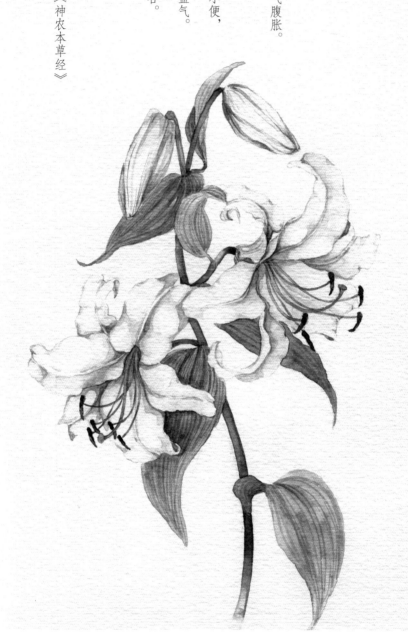

百合

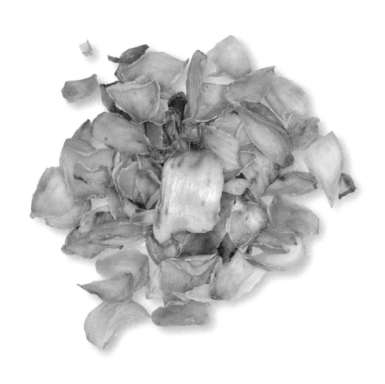

西人爱娇容，中医重鳞茎

你想，百合花怎么长起来？它也不劳苦，也不纺线。然而我告诉你们：就是所罗门极荣华的时候，他所穿戴的，还不如这花一朵呢！

这是《圣经》里的记载，耶稣有一次在和人们谈起时，讲到百合的高贵，可以说用了最高级的形容词。所罗门王是深受百姓尊敬的古代以色列国王，以富强和智慧著称，他在宫殿的"廊子的柱顶……刻着百合花"，可见所罗门也很喜欢此花。

欧洲有许多关于百合花的传说。有的说它是宇宙最高神宙斯的天后朱诺的乳汁洒在地上所化成；有的说是一位美丽姑娘，站在路边，一公爵驾车过来，见她美丽，就看上了她，要载她而去，姑娘不愿意，就站在那里，变成了一株植物，这植物开出美丽的花朵，人们叫此花为百合。千百年来，西方人对百合花一直是很喜欢的，常常用来形容姑娘或心上人，如："我的佳偶在女子中，好像百合花在荆棘内。"而法国甚至将百合花作为国花。

百合

但是在中国，在很长的历史中，文人对百合并没有特别的重视，赞美百合的诗文较少，北宋有位叫晁补之的文人，填写了一首词，其中写道："永日向人妍，百合忘忧草。午枕梦初回，远柳蝉声杳……"诗人一句不提这植物的模样，只是说它是种可以抗忧郁的药，能让人改善睡眠。倒是陕西的老百姓，喜欢其中一种叫山丹的、开红花的百合，用高亢悠扬的"信天游"调唱出："山丹丹开花红艳艳……"

虽然今天百合花已是中国常见的花，但它到底是不是原产中国，也说不清楚。只知道在古代它有许多名字，仅在《名医别录》中，一下子就记载了三个奇怪的名字：罗摩、重箱、中逢花，除罗摩依稀和西方的百合名发音有点相近外，其他都难于考证其原意了。古代中国人对这植物的认识也较晚，居然很长时间里有一种说法，说这种植物的地下球形鳞茎是由蚯蚓相缠结变成的，后来被李时珍斥为"浪传"，这种不作严谨考察的传言才成为了历史。

百合在过去的中国，好像只是一种普通的植物，人们喜欢吃它的鳞茎，糖水煮百合就是一种中国人普遍喜欢、认为带有滋补功能的点心。作为观赏花的百合，越来越多进入寻常百姓家，还是在改革开放以后。

中国人对百合的兴趣除了吃以外，还在于发现了它的药用价值，在

《神农本草经》中说它"利大小便，补中益气"。由于百合属的品种不少，医生们一直搞不太清楚，到底是哪种百合方为道地的中药百合呢？

作为一个大家庭，中国的山坡上和田野里，到处长着百合科的植物，有的是野生的，有的是栽培的。花开季节，有的是白花，有的是黄花，有的是粉色的花，有的是红花，有的是橘红色花，大致说来，有百合、卷丹、山丹、川百合等多种。国家药典对百合药源经过严格、科学的考证，采取了兼收的态度，认定卷丹、百合、细叶百合三种为药，而权威的《中华本草》除收了这三种外，认为山丹、川百合、野百合、渥丹、麝香百合、药百合、东北百合这些同属植物的鳞茎也作药用百合。

百合既作食品，又是药品，但到底哪种是药品或者说是药品兼食品呢？有人将食品百合与药用百合作了成分比较，发现食用百合不可以作为药用百合运用于临床。据张慧芳等在《中医药学刊》2006年第3期上发表的论文《食用百合与药用百合的成分比较》，认为兰州百合为川百合变种，也叫菜百合、大百合、兰州甜百合，是我国食用百合最佳品种，主要用作食用。有报道大百合可治疗虚烦不眠、肺热咳嗽，但其实并无明显改善。他们通过将江苏宜兴、浙江嘉兴和湖州、湖南龙山和隆回、江西万载、甘肃兰州的百合浸出物作较为全面的化学成分比较，得到了这样的结果：兰州食用百合与另6种药用百合的差异性显著，多糖含量特别高，营养价值高，有作为保健品开发潜能，但不可作为药用百合运用于临床。

百合其味甘、微苦，性微寒，归心、肺经，养阴润肺，清心安神。用于阴虚久咳，痰中带血，虚烦惊悸，失眠多梦，精神恍惚。所谓养阴润肺，主要是指一些外感呼吸道疾病初期，不能用百合来治疗；假如病人患呼吸道疾病时间比较长了，到了中期、晚期，呼吸道免疫功能弱，还有虚火，就像《红楼梦》里林黛玉那样，到了下午，脸色发红，还有虚热、吐血、失眠等症状，中医一般会在处方中开百合。

但百合治病较少单用，一般是根据病情，将百合与多味中药配伍，组成复方，比较著名的有百合固金汤，也有做成成药叫百合固金丸的（也有做成片或颗粒的）。此药以百合为主药，配合其他中药，用于治疗有肺肾阴虚、干咳少痰、咽干虚热等症状的疾病。

现在研究发现，百合还在抗疲劳、抗忧郁、降血糖、抗氧化、免疫调节、止咳等方面有很好疗效。

因为百合固金汤在临床上比较要用，有人就总结出了方子的趣味记忆法，口诀是："二弟卖草药，百元皆归母。"弟：谐音地，二弟是指生地黄和熟地黄；卖：谐音麦，是指麦冬；草：甘草；药：芍药；百：百合；元：元参；皆：桔梗，皆和桔的读音相近；归：当归；母：贝母，这真是好记又好理解。

有些人看见中医开方，每张方子都有好几味药，有的甚至达到十几味药，就特别佩服医生的记忆力强，觉得平时要记住几百种经典方子，真不容易。其实，很多方子都有歌诀以助记忆，那些歌诀统称汤头歌诀，要做中医，先要像吟诗那样能背诵几百首汤头歌诀。

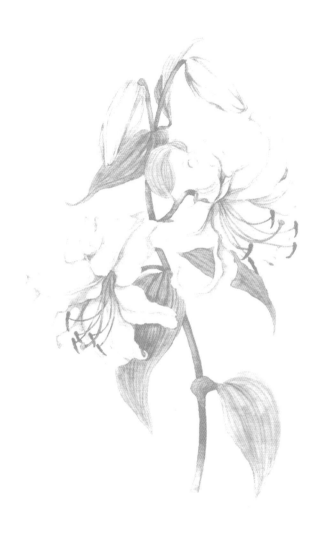

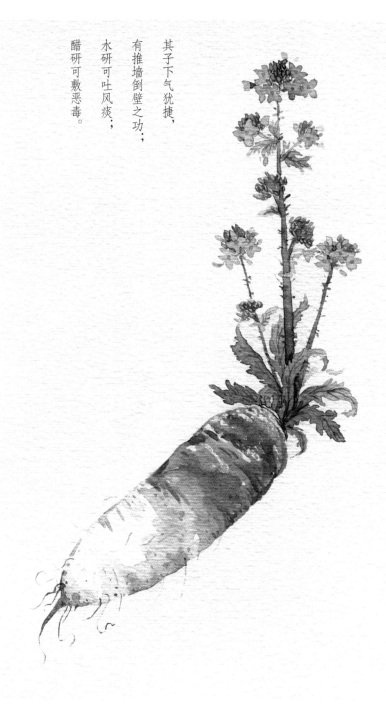

其子下气犹捷，

有推墙倒壁之功；

水研可吐风痰；

醋研可敷恶毒。

——《雷公炮制药性解》李中梓

莱菔子

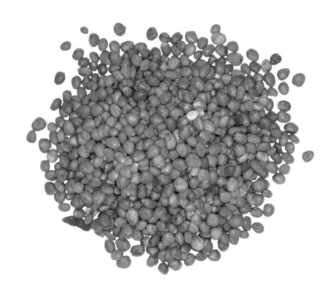

慈禧太后坐在宫里，闷闷不乐。

光绪皇帝身体欠佳好长时间了，从各地征招了几位著名医生，前来给皇帝诊治。

一大帮名医围着皇帝转，又是搭脉，又是看舌苔，又是问饮食起居，又是商量着拟方，又是关注药物质量和煎药方法，冷落了太后。

慈禧太后高居皇宫中心位置惯了，心眼儿又小，连看病都不愿意被边缘化。于是，她发出懿旨，说自己身体不舒服，也要召个地方名医来给她瞧瞧。

来的是一位姓曹的姑苏名医。曹医生给太后看了半天，见这老妇人皮肤细腻，面泛红光，身体保养得好着呢，没觉得太后有啥病。心想她成天锦衣玉食，顿顿吃燕窝，极品老山人参当茶喝，还在说身子这不舒服那不舒服的，其实呢，也就是营养过盛，活动又少，人参吃多了，成天肚子饱胀。于是，曹医生就开了一张方子，上面是：莱菔子三钱（大约相当今天的 10 克），清炒，煎汤服。

太后吃了这药方，觉得腹中舒服多了，心头一喜，就封曹医生七品顶戴。曹医生后来回到苏州，以教授医术为主，他的学生的学生，在地方上也多为名医，其中有一位新中国成立后还被调到北京工作呢。

说莱菔子，有些人可能不知道是啥东西，其实就是萝卜籽，民间因此有"三钱萝卜子，换个红顶子"的说法。

萝卜是中国人最常吃的廉价蔬菜之一，《拔萝卜》儿歌可谓代代传唱，许多人不会想到，萝卜好吃，其籽是一味地道的中药。

萝卜籽作为中药，有三个证据：

一是许多中国古典药藉书中有记载，如在《本草纲目》中，李时珍就介绍了他自己在行医中使用萝卜籽为药的体会："莱菔子之功，长于利气，生能升，熟能降。升则吐风痰，散风寒，发疮疹，降则定痰喘咳嗽，调下痢后重，止内痛，皆是利气之效。予曾用，果有殊绩。"他的意思是，他可以作证，萝卜籽做药治病，有非常显著的疗效。

二是药典上记载，萝卜籽"辛、甘，平。归肺、脾、胃经。消食除胀，降气化痰。用于饮食停滞，脘腹胀痛，大便秘结，积滞泻痢，痰壅喘咳"。

三是除了李时珍，在古代许多中医都喜欢用萝卜籽做药，留下了一些经典的药方和成药。如著名的古方"三子养亲汤"，至今临床常用于治疗顽固性咳嗽、慢性支气管炎、支气管哮喘、肺心病等痰壅气逆食滞者，疗效比较确切。又如有一中成药叫保和丸，由八味药组成，其中有一味就是炒过的萝卜籽。

当代名医裘沛然先生，曾经治疗一个痢疾病人，用了好几个药方，但是都没有效果，反而病情加重，再这样下去生命危殆。后来就改为试用一张配伍奇特的方子，其中有白芍、当归等多味中药，还有一味就是萝卜籽。此方出在一本叫清康熙年间出版的《石室秘录》医书中，明明作者是陈士铎（他也编过中药书《本草新编》），但此书的序四中却说"华君原得之岐天师者也。陈子（指陈士铎）再拜受教。余（即作序四的吕道人）乃邀天师至燕市，而天师又邀仲景张公同游客邸，晨夕往还，馨传方法，共一百二十八门，名曰《石室秘录》，即青囊之术也。无方不神，无论不异。陈子得之，……指迷自吕祖，启函自天师，辨难参订自真人，迹近怪异，或疑其说荒渺为不可据矣。乃吾三复斯篇，立方固奇，而立论甚正"。将这本书的来历说得神神道道，反而让人感觉像是一本伪书，许多医生都不怎么敢引用书中方子于临床了。

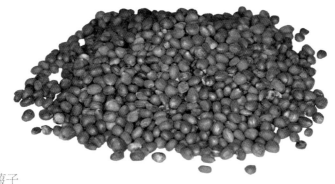

莱菔子

但裘沛然先生独具慧眼，用这本书里一张叫做"援绝神丹"的方子来治疗这位重痢病人。病人服了药后第二天拉肚子减少，再服了一次，病就好了。

萝卜籽治病，疗效确实，但萝卜籽又实在普通，一般农家都有，不值钱。但中药治病的神奇之处，往往并不在药的贵贱，一些非常普通、价钱低廉的东西，往往能治好一些疑难杂症。

其实萝卜也有食疗作用。古代人将生萝卜榨汁让糖尿病人饮服，或含漱治疗口腔溃疡，认为有较好的效果。现在一般人常会将白萝卜煮汤喝，有化痰、止咳、消食的辅助作用。有时孩子吃多了不消化，母亲会特地买了萝卜来烧菜，或做饺子、馒头馅，吃了以后果然胃就舒服多了，不仅让孩子尝到了"妈妈的味道"，也感受到了妈妈的慈爱。

有些中药有互相对立的情况，现代中药学教材载"人参恶莱菔子"，说莱菔子行气破气有损人参大补元气的作用。但事实上，首次提及这一观点的《本草新编》的作者陈无铎，反而是最善配伍应用人参与莱菔子的人。庞俊忠在《临床中药学》中说，"就《本草新编》所举实例，未必是莱菔子消减了人参的补气作用"。并且在各论篇述及人参使用时注意标明"反藜芦，恶皂荚，实证勿服"，而没有标明"恶莱菔子"。关于莱菔子对人参补益作用的影响，有的人从临床体会来说，有的人从实验室研究来寻找结论，情况较为复杂。因此，"在临床应用中不能完全以'人参恶莱菔子'为教条，应尊古而不泥古，抓住辨证论治的核心，灵活用药。如在用人参治纯虚无邪之证时配莱菔子，不但补气之效大减，而且会损伤正气。但对于虚实夹杂之证，单用人参益气或单用莱菔子消积导滞，不如二药合用则相制相成，有利无弊"。这一观点似乎较为公允，可以参考。

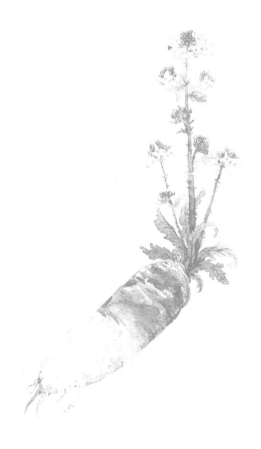

味辛、苦，性温，

无毒，入十二经。

主祛邪下气，

补肾益精，治霍乱，

催产难，定心腹急疼，

疗瘾疹风痒，

诸般恶疮，

风水肿毒，

中风聋噤。

亦入敷膏，止痛生肌。

箸上微炒出油，灯草同研用。

——《雷公炮制药性解》李中梓

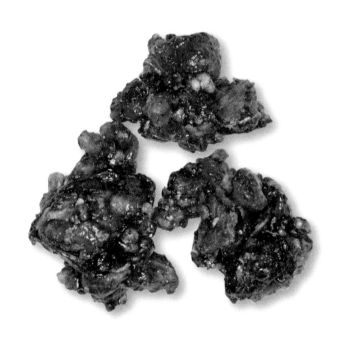

乳香

据《圣经·创世纪》中记载了一件事："他们坐下吃饭，举目观看，见有一伙米甸的以实玛利人从基列来，用骆驼驮着香料、乳香、没药，要带下埃及去。"

这件事发生在至少三千年前的中东地区，讲的是一个商队，要将多种香料贩运到埃及去。

在《圣经》中，许多篇章都提到了这种叫乳香的香料，那个地区的贵族，生活中常常用到这些香料。古代以色列人在收获了庄稼后，就要向他们心中唯一的最高神"献上烘熟了的禾穗子，就是轧了的新穗子，当作初熟之物的素祭，并要抹上油，加上乳香，这是素祭。"（《圣经·利末记》）可见乳香那时常用在庄重的宗教仪式上。从非洲到中东一带，确实有一条贩运这类香料的商路，叫做"乳香之路"，而后来这条商路和另一条更宏大的商路"丝绸之路"连接上了。

2014年5月26日，由中国驻也门使馆与也门研究中心联合主办的"丝绸之路与也门"研讨会在也门首都萨那举行。中国大使在会上说："乳香之路有两条路线，海上商道和陆路商道。陆路通道起点是阿拉伯半岛的南部地区临近阿拉伯海的沿岸港口基纳，当时隶属于古也门国土。海上航线从阿拉伯半岛南端出发，沿红海北上，一直到埃及和其他地区，……无论走海路还是走陆路，乳香商道必须经过也门的"马因王国"和"萨巴王国"统治的领地。

"中国的丝绸等商品，首先运到斯里兰卡，然后由也门、埃塞俄比亚和波斯等地的商人运到波斯湾、亚丁湾和红海。到达也门港口的中国商品或供当地需要，或沿海路继续北上抵达埃及，或转由阿拉伯半岛的香料之路北上，运到巴勒斯坦、叙利亚、埃及等地。古老的海上丝绸之路在千年前就将两国联系起来。"

也就是说，由于两大商路的连接，乳香进入了中国。

乳香为橄榄科植物卡氏乳香树渗出来的油胶树脂，此外还有同属植物鲍达乳香树及野乳香树等数种植物，主产于红海沿岸的索马里和埃塞俄比亚。乳香的外观有点像中国桃树的树脂，淡黄颜色，半透明状，可能因为产地气候的原因，运入我国的乳香都已干燥，质地较硬。

乳香当年进入中国，可能是作为一种香料。不过，在《圣经·旧约·耶利米书》中，有这样两段话："在基列岂没有乳香呢？在那里岂没有医生呢？我百姓为何不得痊愈呢？""为止她的疼痛，拿乳香或者可以治好。"这表明，在原产乳香的中东和东非一带，乳香是用来治病的一种药物。乳香进入中国时，虽起先可能是作香

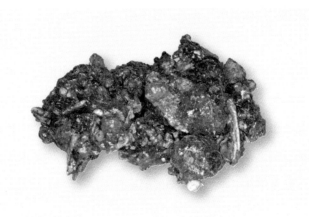

乳香

料，但不排除也带来了当地乳香是药的经验，对中国的医生有所启发。乳香被中国的药商和医生反复端详，觉得这有一股清香的东西，应该不仅仅是一种香料。经过许多临床的试验，乳香在中国主要作为一种药品，被广泛应用于临床，医生们对它的功效认识日益深化，治疗的范围越来越广。

最早记载乳香的中药典籍《名医别录》，大约成书于汉朝末年，当时乳香是作为治疗皮肤感染、风疹、痒毒等的外用药品，并不口服。但是，两千多年的中药史，就是不断寻找可以治病和健体的药物的历史，从草根、树根、树叶、树皮、果皮、果仁、花蕾、花蕊到一些矿石，从牛的胆结石、梅花鹿的角、蜈蚣等虫子到人的头发、指甲，甚至古代动物的化石等等，都会被尝试，发现有药用价值就被用来治病，疗效确切的就收入药籍。总而言之，乳香在进入中国不久后，就成为了一种中药。

乳香作为中药，其性味辛、苦，温，归心、肝、脾经。有活血化瘀，行气止痛，消肿生肌的功效，可治跌打伤痛、胃腹疼痛等证，现还用于治疗冠心病心绞痛。外用主要是治疗痈疽、疮疡诸症。乳香还被用在许多中成药里。现代研究还发现乳香有抗炎和抗肿瘤作用。当然，乳香的这些药疗作用，还需要和其他中药配合，效果才更明显。

有意思的是，乳香常常和没药同用。清代医生张锡纯《医学衷中参西录》云："二药并用，为宣通脏腑，流通经络之要药，故凡心胃胁痛，肢体关节诸痛皆能治之。又善治女子行经腹痛，产后瘀血作痛，月事不以时下。其通气活血之力，又善治风寒湿痹，周身麻木，四肢不遂及一切疮痈，或疮硬不痛。外用为粉以敷疮疡，能解毒、消肿、生肌、止痛，虽然开通之品，不耗伤气血，诚良药也。"

没药，是一音译的药名，故又叫末药、蜜儿粒，为橄榄科植物地丁树和哈地丁树的干燥树脂，分为天然没药和胶质没药，始见于宋代的药书。没药在古代，认为是产于波斯（今伊朗），其实也是主产于索马里和埃塞俄比亚，以及阿拉伯半岛南部。在《圣经》，关于没药的记录也很多，《旧约》里多为香料。但在《新约·马可福音》中，耶稣在被处死前，有人"拿没药调和的酒给耶稣，他却不受"。现在研究发现，没药中有两种成分像吗啡一样，具有强烈镇痛作用，但又不会成瘾。那人给耶稣喝没药酒，是同情耶稣，想让他在死前减少些痛苦，这正好从侧面证明了至少在 2000 多年前，在那一带没药已从香料转变为药物了。

过去中医认为没药有行气活血、消肿定痛的功效，用于治疗痈疽肿痛、损伤瘀血、经闭癥瘕、胸腹诸痛，外用可敛疮生肌。但据赵金凤等《没药研究进展》（载《中国药房》，2011 年第 7 期）介绍，没药含有大约 300 种化合物，临床上还可用于前列腺癌、乳腺癌、急慢性炎症、血瘀肿痛等的治疗，效果良好。

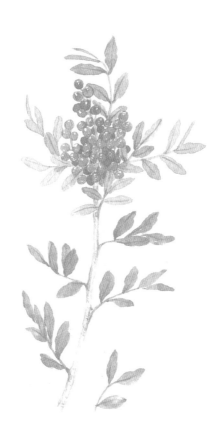

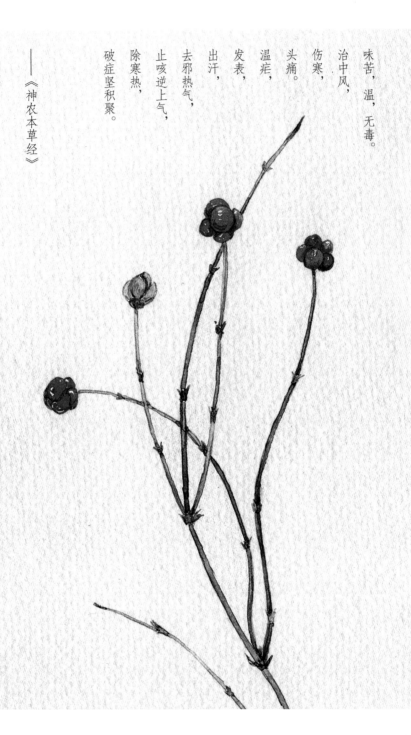

味苦，温，无毒。

治中风，

伤寒，

头痛。

温疟，

发表，

出汗，

去邪热气，

止咳逆上气，

除寒热，

破症坚积聚。

——《神农本草经》

麻黄

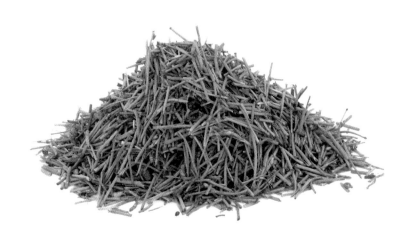

有点热心肠，有点小性子

一年冬天，树叶凋零，只有蜡梅花开正盛，清香四溢，沁人心脾。姑苏城里一家药铺的店主，正留意着市面上的农产品。见时候已到，关照伙计去买回了梨、甘蔗、韭菜、荸荠、藕、白萝卜各1斤，当年的鲜姜买半斤。

他让伙计将这些东西洗净后，分别打成汁。然后又让伙计取来半斤麻黄。

中药麻黄像"草茎"（其实是多年生小灌木），干后黄黄的，细细的，没有叶子，也没有分叉，比缝衣针粗不了多少。我国有12种麻黄，入药的为草麻黄、木贼麻黄和中麻黄，主要产在北方和西北干旱地区。

店里老药师将梨、藕等七种汁混合，拌入麻黄，让它吸透汁，再拿出去晒干。麻黄晒干后，选个好天，一早放锅中蒸透，蒸了三个小时，待太阳出来了后再将麻黄取出去晒。晒干后，按照店里药本上的记载，配入制半夏、川贝母、白术、茯苓共1斤，共研成粉，再用熬过的白蜜调入开水，调和药粉做成绿豆大的药丸子。

这就是著名的保金丸，治疗有咳喘等症状如慢性支气管炎、支气管哮喘等疾病，有很好的效果。

这药为什么叫保金呢？原来，中医理论里有个"五行"学说，以金、水、木、火、土为五行，它们互相促进生长或互相制约。根据中医理论，心、肝、脾、肺、肾五脏分属五行，肺属于金，保金就是保养、保护肺的意思。因此药制作过程麻烦，很可能如今药厂都不愿意生产了。

为何用麻黄治病，要这样不厌其烦地进行又是浸汁、又是蒸晒呢？

原来，麻黄在中药史上，是一味很早就广泛用于临床的药材，只要用得对证、准确，疗效就可靠而明显。但麻黄的药性比较强，有些临床经验不足的医生，用麻黄时心里有点发怵，不太敢用，所以往往要先炮制一下。

古代有一个曾住在海滨的医生，写了一本叫《医权初编》的医学书，其中记载了他用麻黄治病的一件往事。有年六月，他到海边去买鱼，正好雷雨大作，渔民因受寒凉十之八九生病了。于是他就用麻黄汤，加减了一些药，让患病渔民吃了。麻黄的作用，除了平喘以外，还有一个很重要的作用，就是发汗。这位医生让渔民吃麻黄汤，就是想让他们出一身汗。有懂医的人说，怎么夏天让人服用这种性温发汗的麻黄呢？同行来提醒，可见业内对用麻黄的慎重。他回答说，"汪洋万里，雷雨大作，寒气不异冬月，（渔民）况着单衣",假如不是他亲眼看见他们患病的原因,他也不敢让渔民在夏天服用麻黄煮的药汤啊。

渔民们喝了麻黄汤后,果然都出了汗,祛散了刚侵入身体表面的寒气,很快恢复了健康。

在汉代名医张仲景的医学著作《伤寒杂病论》中,有许多药方将麻黄作为主药。其中有两个以麻黄为主药的药方非常有名,都是发汗祛寒治疗外感风寒、内停水饮等证的,一个叫大青龙汤,配药有桂枝、炙甘草、石膏、杏仁、大枣等;一个叫小青龙汤,配药有桂枝、细辛、五味子、半夏等,其发汗逐饮之功犹如青龙之兴云治水,故起了这个很大气的方名。主药相同,因所针对的症状有所不同,配药不一样,发汗力也有强弱,故名大、小青龙汤。临床上青龙汤要用好,并不容易,医生一定要细细研究病情,对证处方,方能收到神效。甚至可以说,会不会准确用这大、小青龙汤,几乎能衡量一个中医是否合格。

麻黄性温,味辛,微苦,有平喘、发汗、利水消肿三大功效,但中医发现麻黄的功效不仅只是这三种。比如它药性温,有温阳的功能,可以在"温阳"上大做文章,如温阳通气、调和血脉,可治疗缓慢性心律失常(麻黄中的麻黄碱能使心肌收缩力和心输出量增加)、抑

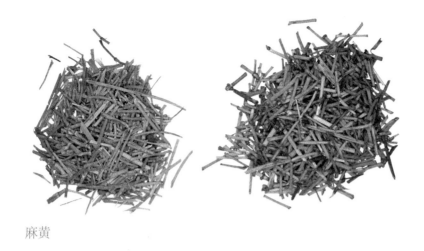

麻黄

郁症（确实，麻黄碱有明显的中枢神经兴奋作用）；温阳散寒、宜痹止痛，可治疗各种痹证、急慢性风湿性关节炎、类风湿性关节炎等；温阳通脉、祛风止痒，如多种过敏性皮肤病；温通阳气、破症散结，如阴疽、痰核、流注结块等。当然，麻黄治疗这类病时，一需要辨证论治，二需要配合其他中药，单用麻黄是不够的。

麻黄的药效如此之好，药性又如此鲜明，用量大了会让人中毒，有点像脾气不好的美丽才女，简直让医生又爱又怕。古代医生想了很多办法，想让麻黄变得"温柔"点。一种办法是麻黄去节；一种办法是没有特殊需要，不用生麻黄，而是用蜜水炒过的"蜜炙麻黄"，这办法能让麻黄跑掉一点有发汗作用的挥发油，降低麻黄碱含量，这样催汗就不会让人大汗淋漓而虚脱了。保金丸用梨汁、藕汁之类浸蒸麻黄，也是想让麻黄的性子平和点，能治病，又不伤了病人身体；过去还有一种办法是麻黄煮了以后，将药汤上有一层浮沫撇去不用。现在还想出了用麻黄绒，就是将麻黄碾成绒，筛去碎屑，只用外皮部分，这样果然药性要缓和许多。如再用蜜水炒过，那临床使用就更加安全了，甚至小孩、老人、体弱者也能用麻黄了，用于止咳平喘最为适合。不过，李时珍告诫说，凡是服用了麻黄，病人都应该避风至少一天。

在用麻黄时最需要注意的，是麻黄中不要混入麻黄根。因为，麻黄内服有发汗、平喘、消水肿等作用，而麻黄根却是有止汗的功效，而且是外用药，用于治疗自汗、盗汗。同样的植物，地上的茎枝和地下的根枝，竟是如此的不同，真是任性。

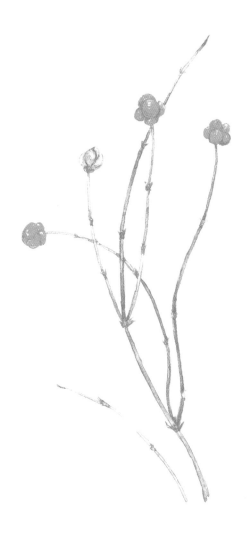

味甘，

平，

无毒。

主安五脏，

和心志，

令人欢乐无忧。

久服轻身，

明目，

得所欲。

生山谷。

——《神农本草经》

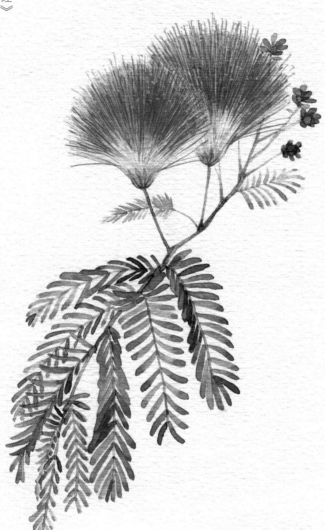

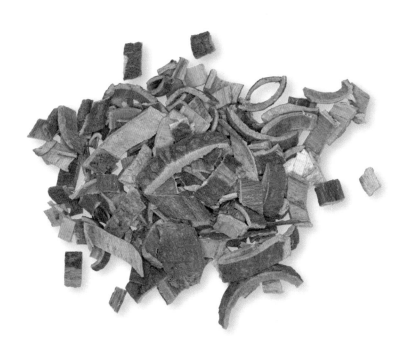

清代最优秀的文言短篇小说集《聊斋志异》里，有篇《王桂庵》，曲折优美，可称名篇。讲的是一北方世家子弟，在南方见到一贫女，未及询问，失之交臂，思念不已。"一夜，梦至江村，过数门，见一家柴扉南向，门内疏竹为篱，意是亭园，径入。有夜合一株，红丝满树。隐念：诗中'门前一树马缨花'，此其是矣。"后来，他到长江南岸的镇江，"误入小村，道途景象，仿佛平生所历。一门内，马缨一树，梦境宛然。"进去果然见到了所爱的姑娘，后来终成眷属。作者设置了一个关键物——马樱花，作为故事之眼，有人注释说："钱塘江上是奴家，郎若闲时来吃茶。黄土筑墙茅盖屋，门前一树马缨花。"

其实，这本是元末旅居苏州的诗人张雨的诗，但首句是"临湖门外吴侬家"，末句是"门前一树紫荆花"，为何紫荆花被改为马樱花呢？

马樱花是一种生长较快的豆科乔木，可长至十余米高，树姿优美潇洒，在我国广泛种植。花丝绯红纷披如马缨，并清香宜人，其叶为羽状复叶，到了夜晚会合拢来，故又叫夜合、合昏。古代昏字也通婚字，无论夜合还是合昏（婚）都包含着美好的隐喻。现在叫马樱花比较少了，主要叫合欢。较早记载其另一个名字合欢的是古籍《神农本草经》："合欢，味甘、平，主安五脏，利心志，令人欢乐无忧。久服，轻身明目，得所欲。"

马樱，是以其花形为名，合欢，是以其治病功效为名。不过《神农本草经》没有说明此树什么部位可用于入药。到了唐代，才陆续有医药书记载，是用合欢树皮入药。宋代开始有将花入药的记载，《本草品汇精要》载："（合欢）皮、叶、花分别入药。"所谓花，其实是花序，叶现在已不入药。

唐代曾替唐玄宗之子治过病的陈藏器，在其所著的《拾遗本草》中，首次描述了合欢的植物特征："其叶至暮而合……五月花发红白色，瓣上若丝茸然。至秋而实作荚，子极薄细。"这和今天药典规定的合欢，是同一种植物。

但据成都中医药大学 2003 级向春的硕士学位研究生论文《合欢花品种品质研究》介绍，经查阅了中科院成都生物所、四川大学、成都中医药大学、重庆中药研究所等 6 家单位的馆藏合欢标本，又至峨眉山、攀西、宜宾等地区进行合欢的野外资源调查和标本采集，经专家鉴定，分别为合欢、山合欢、滇合欢、香合欢、光腺合欢。另据黑龙江中医药大学 2014 年潘蓉的硕士学位论文《合欢药用简史研究》中介绍他们调查实际应用中药合欢皮的植物来源,"合欢皮、合欢花的药用植物全国大部分地区为豆科植物合欢,北京、上海、河北、山西、江苏、江西、河南、湖南、湖北、四川、贵州等豆科植物山合欢的皮也作中药合欢皮用,或者曾经使用过……除此之外,卫矛科植物南蛇藤的果实、卫矛科植物热河南蛇藤干燥花、卫矛科植物的果实及豆科植物毛叶合欢的干燥花及花蕾,均存在作为中药合欢花使用的情况……","山合欢皮与合欢皮同具有镇静安神作用,但在药用上究竟能否代替合欢皮使用还有待于进一步的临床研究"。论文作者还说,毛叶合欢、南蛇藤、热河南蛇藤、丝棉木等不同地区习用品的临床疗效与豆科合欢属植物合欢花是否相同,亦需临床进一步深入研究商榷。广东、福建地区民间习用的木兰科植物夜香木兰的干燥花,其植物来源与正品合欢相距甚远,所含化学成分与功效也极不相同,不宜作合欢花入药。

一般认为,合欢是一种治疗忧郁、失眠的中药,但这样看合欢,一是过于关注其名,因名生义,二是对合欢的药用价值也太过狭隘。确实,汉晋时期,合欢主要是解忧舒郁,到了唐代《千金要方》中有"治咳有微热,烦满,胸心甲错,是为肺痈"用合欢皮手掌大一块,以水煎服的记载。宋代的《日华子本草》,说合欢皮有"消痈肿，并续筋骨"之效，其治疗并不局限于解郁安神了。元代朱丹溪《丹溪心法》卷二中有多个处方，用合欢树皮煎汤饮以收敛疮口，或与白蜡合成膏药，可以"长肌肉，膏药用之神效"。明清时期继续发挥合欢皮在治疗肺痈和血消肿止痛、消痈肿、续筋骨等方面的作用，用法更细致。李时珍还介绍说，用合欢皮炒黑，与炒芥菜子共研为末，温酒送服，以药滓敷扑损折骨处，"接骨甚妙"。可见，合欢皮的临床运用更广了。

近现代临床医家在继承前贤经验的基础上，对合欢皮的功用又有新的发挥，主要用于平肝解郁，宁心安神。并运用现代科学技术在化学、药理学等方面对合欢皮的功用加以研究，也取得了许多成果。

忧郁症是常见的情感障碍疾病，发病率高，严重危害人类的身心健康。而抗抑郁西药起效慢，长期服用有可能出现不良反应。"令人欢乐无忧"，《神农本草经》中对合欢皮的这句介绍，让今人特别重视，尝试用其进行抗抑郁治疗。还有人用合欢花和玫瑰花等治疗抑郁、焦虑等，其抗抑郁作用通过临床研究获得证实。也有的采用复方合欢花（或皮）汤、或与抗抑郁西药联用，其效率优于单纯用抗抑郁药。研究发现，合欢花或皮确实具有镇静催眠、抗抑郁、抗焦虑、兴奋子宫、抗生育、抗变态反应、增强免疫力等药理活性。

味辛，平，
无毒。
主续绝伤，
补不足，
益气力，
肥健。

汁，
去面皯。
久服明目，
轻身，
延年。

——《神农本草经》

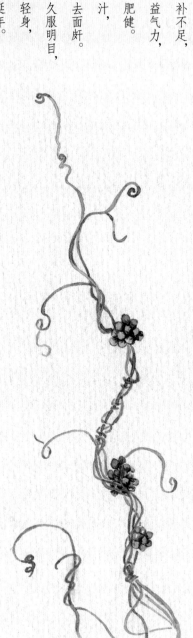

菟丝子

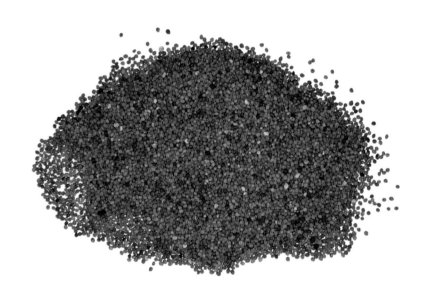

原喻多情女，现是益寿丹

大约 2600 多年前，中原地区有个青年男子，和一位美丽的贵族姑娘相恋，有一天他和姑娘在桑园中相遇后，姑娘请他到宫中相会，后又送他到河边。回去的路上，姑娘的倩影老在眼前，小伙子看到了一种柔软曼长的植物，缠绕在另一枝植物上，他想到了恋人曼妙的身材，温柔的性格，多像这植物啊！

这植物叫做唐，于是他就借这唐草，吟咏出一首叫《桑中》的诗。

诗意优美，千百年来让人记住了这位没有姓名但是美丽多情的贵族姑娘，也让人记住了这种叫"唐"的植物。

在中国的传统纹饰中，有一种枝叶蔓绕的花纹，叫做唐草纹样，就是取意于唐的一种艺术。

唐，在古代也叫兔丝子，可能是指这种植物借助野兔，播散到了其他地方。在今天，一般叫做菟丝子，兔加草字头，是为了表明这是一种植物。

可能因为是这首诗的影响，中国古代文学中经常将菟丝子用来形容缠绵多情的女子，而且这样的文学作品比较多。比如《古诗十九首》的第八首诗《冉冉孤生竹》中，有"与君为新婚，菟丝附女萝。菟丝生有时,夫妇会有宜"这样的句子,意思是夫妇之间的关系,就像菟丝攀缘在松树上(女萝是一种地衣类植物,主要长在松树上)。

菟丝子是一种寄生植物,它一旦绕上了其他植物,就将寄生根深植于其他植物内,靠吸其他植物的养料为生,叶子已退化成鳞片,自己的根大约一周后就腐烂消失了,和原先的土地脱离了关系。在封建社会,女子嫁入夫家,依靠丈夫过日子,和父母家基本没有经济关系,因此,古人的形容,无论从植物的形象还是从社会学的比喻,还是很贴切的。

因为菟丝子的寄生,原先的植物会长不好,甚至死掉,从农学来讲,特别是种植豆类等,菟丝子是一种害草。而且菟丝子繁殖力强,生命力也非常顽强,哪怕是一段茎,落地也能生根,对其他植物来讲,它简直是恶魔化身。

菟丝子看起来好像无根无叶,但它的花却很明显,李时珍说:"无叶有花,白色微红,香亦袭人。"一棵菟丝子草,大约结有 3000 粒种子,每粒种子直径只有 1 毫米或略多一点。虽不起眼,但在中医看来,菟丝子是一种中药,而且,菟丝子入药的历史也很悠久。

大约 2000 年前，菟丝子既作为民间治病的药材，也被道教作为可以长生甚至成仙的妙药，"仙经俗方并以为补药"。主要用于治疗腰膝酸软或痛，不育、早泄，遗尿遗精，视力减退，尿后余沥等，还有些妇科疾病，中药也会根据病情常开此药。在过去，总认为菟丝子是一种用于男性的中药，中药有一种很著名的成药，叫五子衍宗丸，是用菟丝子、枸杞子、车前子、覆盆子、五味子五种药做成，功能"补肾益精"，北京同仁堂等至今还在生产此药，在市场上也很受欢迎（此方的来历将在另篇中作介绍）。

菟丝子性温，味甘，归肝、肾、脾经，具有滋补肝肾，固精缩尿，安胎，明目，止泻的功效。它还有一特殊功能，就是能增强性腺功能。它首先是适合女性，因为其有效成分有雌激素样活性，女性可在更年期时在医生的指导下，以菟丝子结合其他中药，来调养自己；孕妇如果胎动不安，菟丝子还可用于安胎。

全世界的菟丝子，大约有 170 个品种，而在中国，用于药用的主要有菟丝子和南方菟丝子、大菟丝子（又叫金灯藤、日本菟丝子），中医一般认为，菟丝子的子，如用于药用，以籽粒小的好。菟丝子在煮的时候，表面会有黏性的物质，还会有卷旋状的胚露出来，好像在吐丝，因此又叫吐丝子。

菟丝子入药，要发挥它的药效，还比较难办。因为它的籽又小又硬，指甲都掐不碎，在古代也很难用石磨完全碾碎，因此，医药界非常重视对菟丝子的炮制，想了很多办法，又是用酒浸，又是趁湿研，又是入锅炒。现在常用的一种办法是用盐水炒，然后再将它碾碎。古代人常用蒸饼法来加工菟丝子，就是用酒浸过后再蒸，利用它蒸后产生的黏性物质，捏成饼（有的是用酒煮成酒干菟丝子成饼），使用时再碾磨。江苏省统一规定用文火炒至微黄色，有爆裂声时取出，成品黄棕色，有裂口。虽说炮制菟丝子很麻烦，但它显著的临床效果，倒也没有辜负这番费心费力。

《神农本草经》说菟丝子"益气力，肥健，久服明目、轻身、延年。"研究者对古人的这一记载非常重视，研究发现，菟丝子确实对老年人增长免疫力和其他机体功能（如抗骨质疏松、抑制白内障形成），有较好的作用；还有抗衰老作用也十分明显，这些作用，大概就是《神农本草经》里所说的轻身延年吧。当今的中国进入老年社会，菟丝子的这些药效功能正越来越受到重视，许多专家正在开展研究，发现菟丝子还有保肝、改善脑缺血导致的记忆障碍、增加心肌冠脉血流量、降血糖等。也正因为菟丝子的药用越来越广，药材用量越来越多，谁也没有想到，昔日农田里的害草，现在现在成了"宝贝"，正被一些农民作为摇钱树来栽培。

菟丝子啊菟丝子，小伙子喜欢你，当你是诗意的美丽姑娘，许多老年人喜欢你，当你是可以延年益寿的寿星——真是人人都爱你啊。

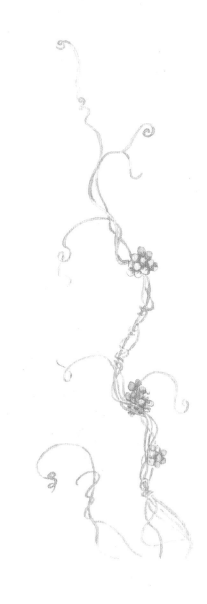

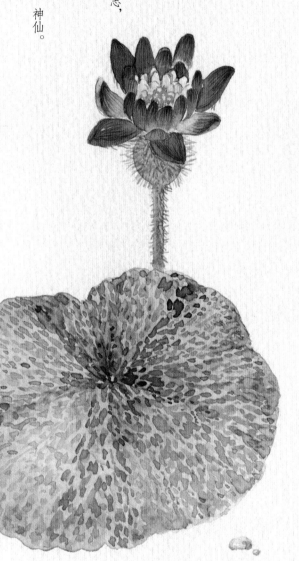

味甘，平，

无毒。

治湿痹，

腰背膝痛，

补中，

除暴疾，

益精气，强志，

令耳目聪明。

久服轻身，

不饥，耐老，神仙。

生池泽。

——《神农本草经》

芡实

圆润如珍珠，美食也是药

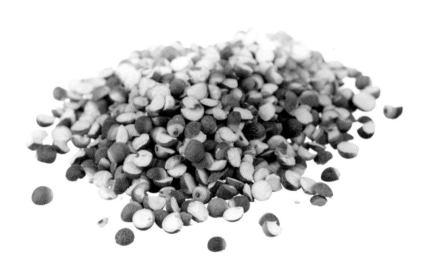

明朝末年苏州有位大文学家，叫冯梦龙，编写了一部短篇小说集《醒世恒言》，其中有个《灌园叟晚逢仙女》的故事。

故事发生在姑苏城东，那里有一个很大的湖泊叫朝天湖。湖边住了一位名叫秋先的老先生，人们尊称他为秋公。他的爱好就是栽花种果，园子里长满了各种花木。

城里有一个官宦子弟名叫张委，性格残忍刻薄，一贯欺压良善。有一年，牡丹花开正盛的时节，张委闯进秋先的花园里来喝酒赏花，喝醉了撒泼，将花园里的花打得满地狼藉。

此事惊动了百花仙子，善良的仙子用法术将这些花全部复活，并且比以前更加鲜妍。

那个坏蛋张委，过了两天带了更多的人来到秋公的花园里，要强买这园子，秋公不愿意。他就将秋公抓到牢里去，自己占了这百花园。一会儿，那美丽的百花仙子乘着风来了，一阵狂风将张委的狗腿子们打得抱头鼠窜，张委则掉进了粪坑里，死了。苏州官府害怕了，赶忙将秋公释放回家。

这朝天湖现在叫黄天荡，也有叫做南荡的。这一带除了湖荡里长的荷花外，并没有牡丹等四季百花。但这一带水系发达，当地农民以水为田，以种植"鸡头米"为生。

"鸡头米"学名叫芡实，是属于睡莲科的水生植物。芡实长在浅水里，叶子和荷花一样也是大大的、圆圆的，但是和荷叶挺立水上不同，芡叶是贴在水面的。

芡实开花是在七月底到九月初，江南正是酷热的夏季，花非常娇贵，害怕灼热的阳光，就在下午四点时，花蕾从水里出来，很像亭亭出水的仙子。花柄不断生长，花蕾继续发育，到了次日清晨四点的时候开出比荷花小、花瓣尖的白色或蓝色的花。两天后，花就会收拢，再回到水下，发育长成柱头盘，里面全是球型浆果，浆果在水里发育成淀粉为主成分的芡实。柱头盘比蓝球小一点，外形有点像鸡头，剖开来，是一粒粒外面较硬的赭红色果壳，剥去果壳，里面白色的芡实就如珍珠，很嫩，手指轻轻一捻就碎，俗称鸡头米。

鸡头米在江南包括浙江、湖南、湖北、江西等许多地方都有种植，南宋大诗人陆游在其《戏咏乡里食物示邻曲》诗里就夸赞家乡的特产鸡头米"明珠百舸载芡实"，诗人将鸡头米比喻成明珠。但更让人惊叹的是，南宋时绍兴这个地方芡实种植的规模是如此之大，"百舸"或是诗人的夸张，但运送芡实的船很多应该是事实。

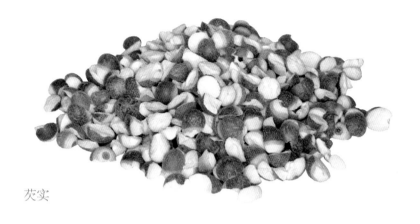

芡实

据苏州明代地方史籍记载算来，苏州种植芡实已有 500 多年历史。可能黄天荡水质比较好，长出的鸡头米清香软糯，十分可口，营养价值又高，属于南芡，又叫苏芡，人称"南荡鸡头米"，为芡中珍品。不过现在黄天荡因为城市建设而填没，湖面缩小至一个小湾，当地人在黄天荡东的澄湖等地继续种植南荡芡实，这一特产才得以保存。

在药典和其他药书中，只说芡实为睡莲科植物的成熟种仁，还说浆果外面密生硬刺，介绍大多不详细。其实，芡实这植物并不是一种，有硬刺的主要是北芡，苏（南）芡就没有刺，花也有紫色、白色和红色的区别，种壳颜色则有黄褐色、土黄色，苏芡是红棕色的，此外还有种壳的厚薄、籽粒之大小之分。一般说来，南芡是太湖地区特有的水生珍稀作物，与北芡相比，具有更优的糯性、丰富的营养成分和良好的口感。（参见李海林等《苏州南芡产业化现状与发展对策》，载《浙江农业科学》，2009 年第 5 期）明代的《本草品汇精要》首次提出了南芡与北芡的区别，即江南产的鸡头米红紫光润无刺，自扬而北产者有刺而青绿。

鸡头米是一种名贵的食品，可以用来炒菜，但更多的是将鸡头米煮了（水开放入，煮不到一分钟就可以了），放一点白糖、糖桂花，无论是自己吃、在家招待客人，还是作为宴会上的甜点，这一小碗鸡头米都可视作一款最高档次的风味点心。

鸡头米也是一味中药，药性平和，味甘、涩，归脾、肾经。有益神固精，补脾止泻，除湿止带的功效，《神农本草经》列为上品。入药用其干品，医生开方子写芡实；作点心则叫鸡头米，这是约定俗成而又细微的区别。入药时，有时医生会根据治疗的需要，让药店或药房将芡实用麸皮炒到微黄色。芡实主要用于治疗梦遗滑精，遗尿尿频等，许多男性难言之隐的疾患，用芡实来治疗，往往会有很好的效果。体虚导致的经常腹泻，以及一些妇科病，也可用芡实来治。

老年人经常吃些芡实，对于尿频、虚汗、腰膝疼痛，有辅助治疗的作用。1900年王圆禄道士打开敦煌藏经洞，数万卷遗书得见天日，但在那兵荒马乱的年代，这些珍贵文物大多流散到国外去了。其中有一在藏经洞里沉睡了800多年的医学遗卷，在《呼吸静功妙诀》文后，附有一张养生神仙粥方，古方书题"神仙粥"三字。这神仙粥主要以蒸过的山药、鸡头实（也即芡实）和粳米，慢火煮成粥，空心食之。显然这是道家的养生食疗秘法，现代人煮些神仙粥吃，应该也是有益于身体的。

有一中成药用芡实和金樱子两味药做成，因金樱子长在地上，而芡实长在水中，所以此药名叫水陆二仙丹（丸），用治男性遗精和赤白带下等妇科病。湖北的全国名老中医邵朝弟教授将此成药结合其他药加减，用来治疗肾病综合征等各类肾脏疾病蛋白尿，也取得了较好疗效。

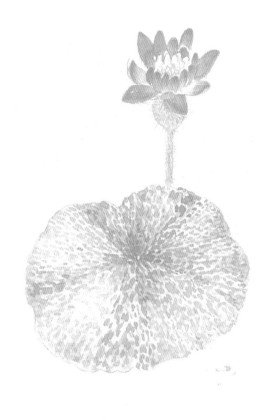

味酸，

温，无毒。

主益气，

咳逆上气，

劳伤羸瘦，

补不足，

强阴，

益男子精。

生山谷。

——《神农本草经》

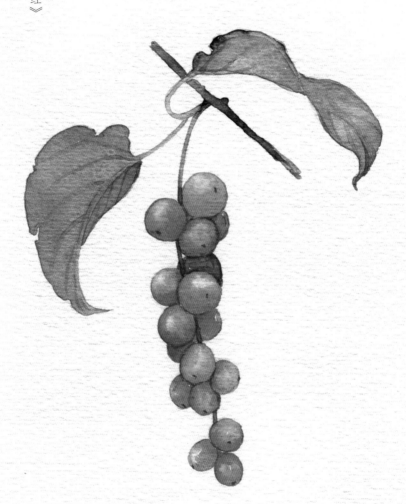

五味子

功效多而神，名方传后世

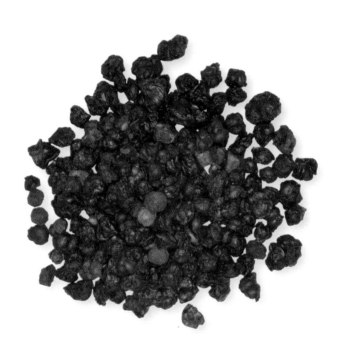

道教中有一个由八位神仙组成的团队，中国人称他们为"八仙"。其中一位叫张果，因其年纪最大，故又叫张果老，因为他总是倒骑着毛驴赶路，形象鲜明，让人难忘。

其实张果历史上真有其人，《新唐传·方伎传》有传，他隐居于中条山，往来汾、晋间，人们说他是"数百岁人"，这自然夸张了，但他高寿则很有可能。开元二十一年（733），唐玄宗召他进宫，"亲问治道神仙事，语秘不传"。史家记载了这次皇帝亲自垂询，但也实事求是说不知道他和唐玄宗两人之间到底说了些什么。

好在《道藏》的"洞神部众术类"中有本叫《悬解录》的书，记载了这件事，说是张果献给唐玄宗一张养生的方子，名叫"守仙五子丸"。这"仙丸"方子由余甘子、覆盆子、菟丝子、五味子、车前子五味中药组成，还需配用枸杞嫩叶汁、好酒、生地黄汁等7种配料，工艺相当繁复。据说服用了此仙丸，能使"金丹气通流于五脏，润泽血肉，万毒悉除"。从组方来看，张果送上的是一种补益类药方，不过取了个很炫的药名。

此方因载入道书而得以流传世上，为医家所关注，也被收载在许多中药书籍中。医生们根据实践对处方有所调整，制法也有简化。到了明嘉靖年间张时彻辑著《摄生众妙方》，该书第11卷所载"五子衍宗丸"，将余甘子改成枸杞子，其他药没变，制法为炼蜜为丸。方后附有说明："男服此药，添精补髓，疏利肾气，不问下焦虚实寒热，服之自能平秘。旧称古今第一种子方。有人世世服此药，子孙繁衍，遂成村落之说。嘉靖丁亥于广信郑中丞宅得之张神仙四世孙，予及数人用之殊验。"

此药组成、制法因此书而定型，到今天还在发挥作用，并被收入药典，功能与主治为："补肾益精。用于肾虚精亏所致的阳痿不育、遗精早泄、腰痛、尿后余沥。"此方由五种植物种子组成，味厚质润，性平偏温，现在医生还用于治疗少精、弱精的男性不育，以及抗衰老、降血糖、增强免疫等。

方中的五味子，早在《神农本草经》中就有记载，说此药味酸，温。主益气，咳逆上气，劳伤羸瘦。补不足，强阴，益男子精。五味子自载入药书后，成为常用中药，但它的功能也不仅是"益男子精"这么简单。

它的治"咳逆上气"功能，被医圣张仲景所重视。其所著《伤寒杂病论》原书已佚，后世流传的过程中分成《伤寒论》和《金匮要略》二书。在《伤寒论》中，小青龙汤治咳，小柴胡汤、真武汤、四逆散治兼证有咳者，在用其他药的同时皆用五味子并配以干姜。

《金匮要略》大多论治杂病，用五味子的可分为三大类，一是小青龙汤系列，二是苓桂味甘汤及苓甘五味姜辛汤系列，三是射干麻黄汤和厚朴麻黄汤。张仲景治咳以五味子敛肺下气的用药理念，至今还影响着医生。

唐代医学大家孙思邈，用五味子来治消渴（相当于今天的糖尿病），方子有增损肾沥汤、骨填煎和茯神散；他还用其他含有五味子的方子来治五劳六极七伤虚损、男女虚肾劳绝，头目眩晕，骨节烦疼，羸瘦百病等。他用五味子的特点是，充分利用此药的补益作用，用现在的话来讲就是在提高人体机能的同时进行治病，他的这些经验收载在《千金要方》中。

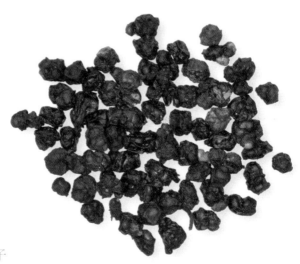

五味子

五味子的补益作用，越来越被后来的医家所认识。明末温补学派名医张景岳，在其《景岳全书》中，引载《医录》中的一张方子，叫"生脉饮"。"生脉饮"药仅人参、麦冬、五味子三味，有益气复脉，养阴生津的功效，用于治疗气阴两亏，心悸气短，脉微自汗。初一看，好像用于治体质虚弱，但再细细品味，所治的不就是病人垂危之证吗? 果然，在清代宫廷的医案中，帝后及皇宫大臣，常用此方救治危急之证。如同治皇帝就是到了六脉已绝，灌生脉饮不能下咽，元气脱败而崩逝。慈禧太后、光绪皇帝，也是脉息如丝欲绝，肢冷气陷，神识已迷，牙齿紧闭，势已将脱，御医急灌以生脉饮，但是因为这时人已处于昏迷，崩塌之山难扶，生脉饮也起不了什么作用了。

现在发现，生脉饮对保护心肌、改善心功能、降低急性心肌梗死的病死率、提高免疫调节作用、抗氧化能力、治疗室性早搏等，还是有效果的，但等到病人濒死再灌服生脉饮，往往抢救时机已过，结果自然是挽救不成。据研究报告，五味子确实有抗惊厥、保护脑神经细胞、促进脑内蛋白质合成、改善智力、体力、祛痰、保肝、催眠、抗肿瘤、抗衰老等作用，还可治心肌梗死、早搏、甲状腺功能亢进所致心动过速等。五味子治疗神经衰弱，改善睡眠，更是广为人知。

五味子常炮制入药，有炒、蒸、拌醋蒸、加黄酒蒸、拌蜂蜜蒸、酒和蜜拌匀后蒸等，无非是根据临床治疗需要，强化其某一方面的功效。

早在明代，李时珍就发现，"五味今有南北之分，南产者色红，北产者色黑，入滋补药必用北产者乃良"。可见那时五味子药材已较复杂。但他的观察非常细致，看出了北方和南方所产的五味子，并不是一种药，药效也不一样。确实，北、南五味子是两种植物，所含的化学成分也不一样，当然临床上使用也必须分开，药典就是将北、南五味子分别列出。一般说五味子，就是指北五味子。南五味子是华中五味子果实，功能为收敛固涩，益气生津，补神宁心，如用南五味子需特别写明，两者不宜混用。

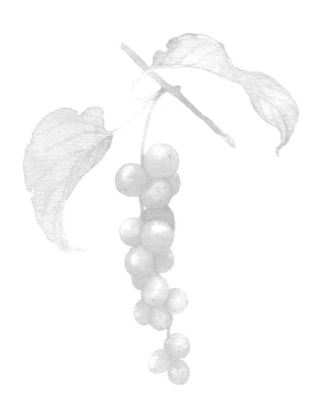

性寒，

味苦微辛。

止肠风下血，

妇人崩中带下，

赤痢。

——《滇南本草》

鸡冠花

海外来中华，默默作贡献

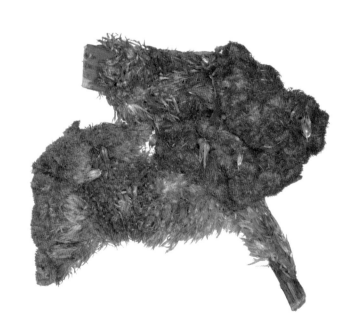

当春天诸花开尽，天气渐热，夏天来时，有一种花卉，却悄然而热烈地盛开了，紫红，鲜红，粉红，金黄，橙黄，雪白，黄红相间……花期一直开到秋季。

这花形态特殊。清康熙时的园艺学专著《花镜》说，此花"似花而非花，开最耐久，经霜始蔫"。这一草本植物茎上高昂地顶着一种难以说清楚的花，一般只说是此花"花序扁平"，由苞片、小苞片、被片、雄蕊、花丝、子房、线状鳞片构成穗状花序，上缘宽，下端渐窄……相信大多数人不见实物，只是听了这么多专用术语的介绍，还是搞不清楚此花什么模样，反正挺独特的。

不过民间有办法，人们觉得此花挺像鸡冠，就叫做鸡冠花，形象生动，从此这名在中国家喻户晓。

鸡冠花不是中国原产花卉，有的说原产于非洲，有的说原产于美洲热带，也有的说是印度。通过印度进入中国的可能性更大，或者印度才是此花的家乡。因为，此花刚进入中国时，还叫印度的原名：波罗奢花。总之，此花不是经过海上丝绸之路，就是通过陆上丝绸之路进入中国的，这也是当时中国对外开放的一个小小成果呢。

鸡冠花进入中国的确切时间是在什么时候，不太清楚，只知道进入中国后，对它的用途很快就分成两个"流派"，一个"流派"是药用，在北宋时就被收入完成于 1060 年的官修药书《嘉祐本草》，直到今天还用于临床，并收入国家药典；一个"流派"是用于观赏，因为鸡冠花耐旱易长，不需精心打理，被到处种植，墙边屋角撒几粒籽，不用管它，就能一丛丛地茁壮成长，然后开花，艳丽地点缀着我们的环境。后来此草经过中国人精心培养，花的颜色、形状众多，形成了五彩缤纷的家族。在明代的《群芳谱》中，就说当时鸡冠花品种已经相当丰富："有扫帚鸡冠，有扇面鸡冠，有缨络鸡冠，有深紫、浅红、纯白、淡黄四色，又有一朵紫黄各半，名鸳鸯鸡冠，又有紫、白、粉红三色一朵者，又有一种五色者，最矮名寿星鸡冠，扇面者以矮为贵，扫帚者以高为趣，今处处有之。"如果中国人不喜欢此花，就不可能花精力培育出品种这么多的鸡冠花。

近年还出现了利用鸡冠花的一个新"流派"：有人发现鸡冠花属于苋科植物，和中国人喜爱吃的苋菜是亲戚，营养丰富，可作蔬菜食用。现在培育出了专供作蔬菜食用的鸡冠花，起了漂亮的名字，叫凤蓉菜，从而给中国人的餐桌增添了一道风味菜。最近还发现鸡冠花籽可以榨油，是一种健康食品，看来这一植物正在越来越受重视。

鸡冠花入药，主要是用其花。收剪时要在花下留点茎，到作为药材时再将其茎去净。虽然鸡冠花有多种颜色，但入药仅为红花、白花两种，李时珍提出"分赤、白用"，一些医生确实也是这样讲究的，如"白鸡冠花并子，炒，治便淋泻痢"（明代《奇效良方》），"大红鸡冠花（炒黑），治便血"（晚清《张聿青医案》）。但现在入药习惯上以白鸡冠花为优。

鸡冠花是一味性凉无毒也不苦的药，入肝、肾经，功能凉血、止血、止带、止泄，主要用于各种出血证，治疗如痔血便血、吐血、崩中带下和痢疾等。民间有人患痔疮出血，在学中医的亲戚指导下用鸡冠花煎水，去渣后打入一个鸡蛋，加点糖，吃蛋喝汤，连吃一周，据说效果不错。

在用鸡冠花入药时，过去较为考究，医生会要求作微炒、焙、焙令香、炙、酒炒、炒黑等炮制。现在简化了，一般是两种方法，一种是生用；一种是炒用，或醋制，或酒炙，或炒黄炙，还有炒成鸡冠花炭的。

借这机会，再稍微说一下中医中的五行学说。中医认为五脏、药味、颜色等等分别有金、水、木、火、土的属性，统称五行，五行之间是相生或相克的关系。中医认为，黑色属水，水能克火，因此许多用于止血的中药，往往需要先炒黑或炒成炭（当然不是彻底的炭化，叫"烧炭存性"，即外部焦黑色，内部焦黄色）。有一著名的传统止血药方，叫十灰丸（或散），此方出于元代名医葛可久的《十药神书》，用于治疗各种因血分热盛导致的出血证。此药用大蓟、小蓟、侧柏、茜草、大黄等十种草药炮制成炭做成，是以药炭为止血药的代表性中成药。有人研究发现，将鸡冠花在220度高温中加热5分钟炮制成炭，"止血效果最佳"。这个研究还介绍了鸡冠花现代药理新发现，此花通过胃给药方式，确实有促进凝血的作用，作用是促凝血因子生成。很奇怪的是，鸡冠花成炭后鞣质会增加，也可能就是这物质帮助起到了止血作用。

近些年来，对鸡冠花的研究还取得了一些令人关注的新进展，如有抗氧化功能，也就是能延缓老化，还有增强免疫与抗肿瘤、预防骨质疏松和糖尿病、保肝等作用。看来鸡冠花的药用，过去只是根据传统用药总结出来的一些经验，随着现代研究技术对此花的不断探究，想来今后还会给我们带来新的惊喜。

美丽的鸡冠花啊，你真是一种天生丽质，但一生索求很少、奉献很多、并且还在不断做新贡献的花草！

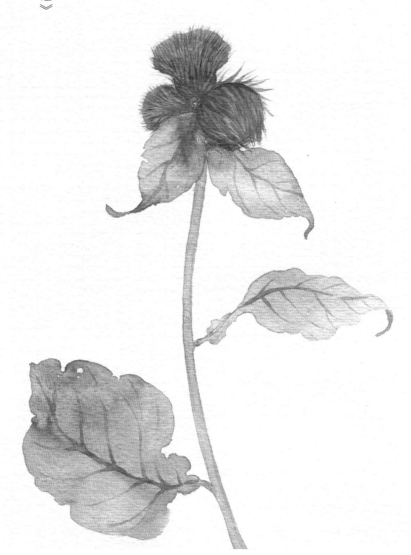

味辛，

温，

无毒。

治邪气，

辟毒疫，

强志，

治淋露。

久服不梦寤魇寐。

生山谷。

——《神农本草经》

木香

行气又止痛，药材需分清

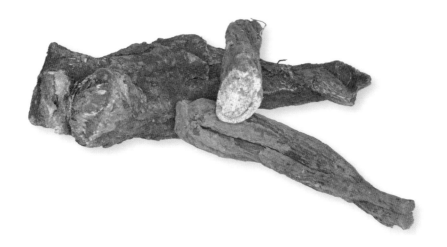

每到四五月间，会看到一种白色或淡黄色的花，在暖阳里兴高采烈地开放，花香芳馥清远，沁人心脾。有人忍不住会停下来说："啊，木香花开了！"

也有人在旁会说："中药中有一种叫木香的药，大概就是它的根吧。"

中药里确实有木香这味药，然而，却不是这木香花的根。药用的木香，属于菊薇科蔷薇属，并不是这种花。

那么，中药木香，是什么植物呢？

啊呀，这真是一个让人头大的问题。在中药中，木香有好多种，川木香，广木香，青木香，土木香，一下子很难说清楚，更主要的是，它们药效有别，不可混用。

川木香是菊科植物，但也有用灰毛川木香的根入药的；广木香，有时也叫木香，也属于菊科植物，但往往将从印度、缅甸、越南等进口。因是从广州入关的，故叫做广木香；青木香是马兜铃科植物马兜铃及北马兜铃的根；土木香是菊科植物土木香或总状土木香的干燥根，有时也叫祁木香。

这四种木香，其植物来源、产地不一样，因此，药材的外形以及特征也不一样，其所含的化学成分也是区别很大，性味功效各异，或者说异中有同，同中有异。总而言之，各木香药理作用不同，中医药人员一定要严格区分，在临床应用中，需仔细辨别，不能混用或代用。

有人写处方还有写云木香（其实是国内引种的广木香，因产于云南等地，故得此名）、红木香（木兰科植物南五味子根，也被作为土木香使用）、藏木香（菊科植物藏木香的根）、南木香的，将木香搞得更加复杂，因此，2015年版《中国药典》收载的木香，只有木香（广木香）、川木香、土木香3种。即使这样，凡处方要用到木香的，还是应该持慎重态度。

那么，国家药典为何不收青木香呢?

青木香，有的地方也叫做野木香、水木香、白青木香，其实是马兜铃根。辨明青木香是马兜铃根的记载见于明代，在一部叫《品汇精要》的书中，将青木香从木香条目下分列出来。青木香在医药书中记载它有平肝止痛、解毒消肿的功效，治疗高血压、肺寒咳嗽等，近代更有报道说它有抗癌作用。这和广木香的行气止痛、健脾消食功效，治胸脘胀痛、泻痢后重、食积不消等证不同。也就是说，青木香自有它自己的价值。但是，早就有古代医生发现，青木香有毒，不可多服（如《新修本草》），可惜没有引起其他编著医药书的人的重视。

原来，青木香中含有微量马兜铃酸。有一种中药叫关木通，因其含有马兜铃酸，服用含关木通的方药后，出现了关木通中毒性肾病，又称马兜铃酸肾病。这种病的主要表现为急性肾小管坏死，或数量减少等，严重的有可能导致肾功能衰竭或合并泌尿道肿瘤。这样，含有马兜铃酸的青木香，也就不合适再作中药了。有关部门已禁止使用关木通、广防己、青木香 3 种药材。虽然有人尝试通过炮制青木香来降低其毒性，但在不能百分之百去除马兜铃酸的情况下，目前还没有人肯用青木香。

不过，也有人经过对古方药物考证研究后发现，明代以前的青木香，非指马兜铃根，就是木香。中药博大精深，同时也可说是复杂，从木香药源复杂就可见一斑。

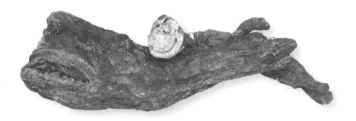

木香

木香是一味对一些病证很有功效的中药，临床上常要用到。从历史上来说，早在《神农本草经》中就收有木香这味药了，而且被列为上品。在长期的使用中，中医积累了木香治病的丰富经验，也产生了木香顺气丸等多种优秀的中成药。

木香是常用中药，《中华本草》建议，药用木香应以广木香或云木香为正品。据孙守祥《木香药材历史沿革中的基原变迁与分化》介绍，广木香有老木香与新木香之区别。上世纪六十年代广木香停止进口，菊科的几种木香曾作为代用品用了很长时间。上世纪四、五十年代在云南引种成功后，云木香现在已基本能满足需求，现是木香药材正品和主流品种。

木香辛散温行，归脾、胃、大肠、胆经，有行气散结，健脾消食的作用，用于治疗胸肋脘腹胀痛，特别适合治疗脾胃气滞、肝气郁滞导致的这些地方疼痛诸证。木香也可以用来治疗食滞中焦，嗳气食少，脘腹胀满，呕吐泄泻等，但一般需要配合其他药。如宋代有一张成药方叫木香分气丸，用木香、莪术、枳实、丁香、香橼、砂仁等做成丸药，有顺气止呕、宽胸消胀的功效。

现代研究还发现，木香对人体的作用较为广泛，表现为对消化系统、心血管系统、呼吸系统等的药理作用，具有抗菌、抗炎、抗肿瘤、调节胃肠运动、抗消化道溃疡、扩张血管、抑制血小板聚集等作用。现在临床用含木香的复方制剂治疗心血管疾病，如冠心病心绞痛，取得明显疗效。

木香入药，无论在古代还是在今天，往往要用炮制过的木香，最主要的炮制叫"煨木香"。过去是用面粉和成面团后，包裹了木香，再用火烘烤。现在主要是用一层草纸，一层木香片间隔平铺数层与铁丝匾中，烘煨至木香中所含的挥发油渗至纸上。经过煨制，除去了部分油质，缓和了行气，增强了实大肠止泻痢的作用。不过减少了挥发油，有可能会影响降血压的作用。木香的炮制，对治疗的影响，还需作系统深入研究。

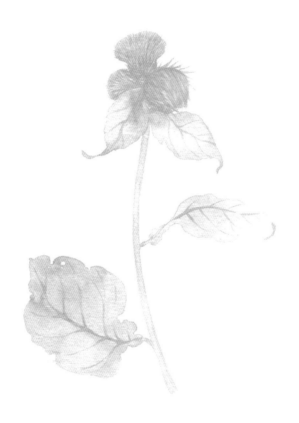

味苦，

平，

有小毒。

治邪气腹痛，

除血痹，

破坚积，

寒热，

疝瘕，

止痛，

利小便，

益气。

——《神农本草经》

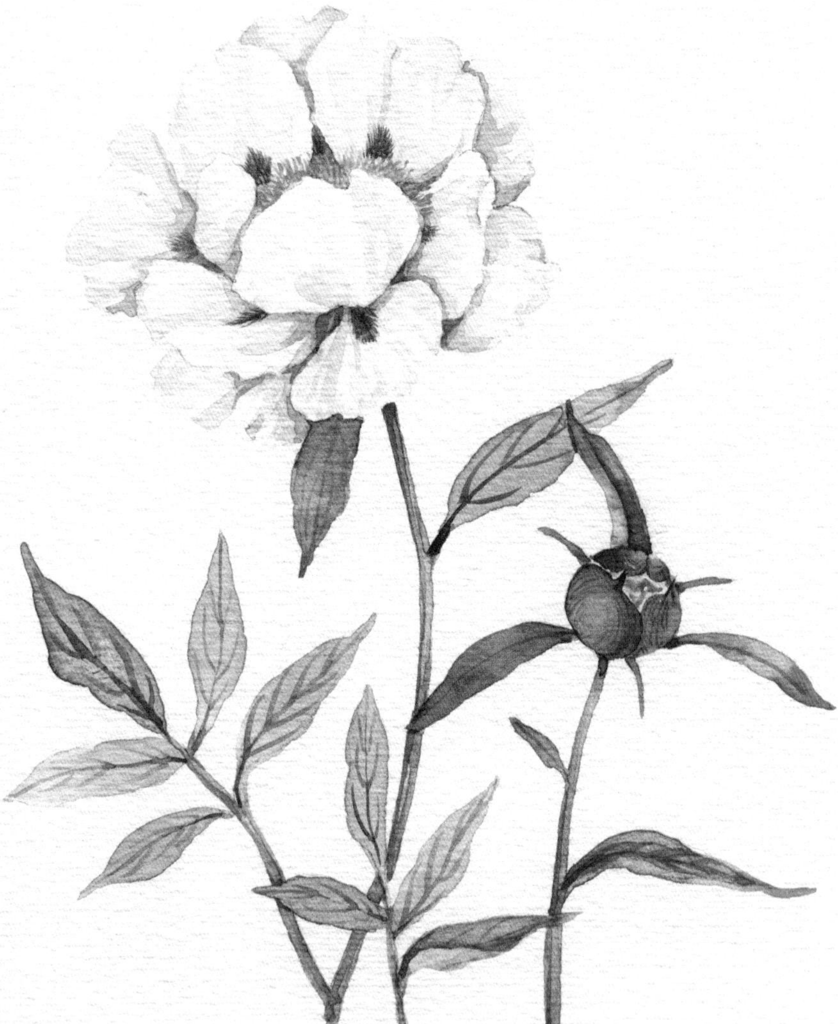

芍药

花开殿春风，药分赤与白

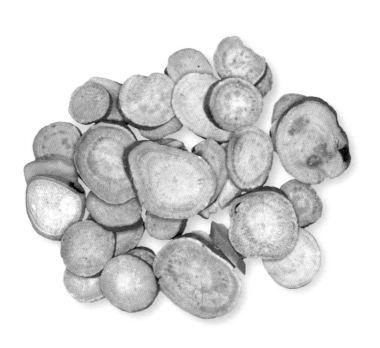

洧之外，洵訏且乐。

维士与女，伊其相谑，赠之以勺药。

这是《诗经·郑风》中诗篇《溱洧》里描写的一个动人场景。暮春季节，洧河水又清又亮，一位有身份的青年士人，在河边认识了一位姑娘，两人一见面就爱得热烈，据古代经学大师解释，他们见了面以后，"行夫妇之事，其别，则送女以勺药，结恩情也"。（汉·郑玄《〈毛诗传〉笺》）

李时珍解释说，"勺药，犹绰约也，绰约，美好貌。此草花容光绰约，故以为名"。原来，勺药的意思是漂亮、标致，是形容药之美的。但《神农本草经》却真的将它作为药收载了，并正式命名为芍药。从此，芍药就成这一花草的专用名词了。

芍药花开确实美丽，中国古代人认为，牡丹是花中之王，芍药就是花中之相，不知有多少文学作品讴歌它。据有人统计，《全唐诗》中出现芍药意象 97 次，《全宋词》中出现芍药 105 次，《全宋诗》中为 499 次（北京林业大学苑庆磊硕士论文《中国芍药花文化研究》，2011 年）。人们欣赏、歌颂芍药的花、叶、根、花蕾、植株，描绘它月下、雨中、风中、全开、半开、开残等等，可谓佳句绮丽。苏东坡有"尚留芍药殿春风"诗句，意思是芍药花是春天里最后一道风景，芍药花谢时，春天也就结束了。苏州人特地在著名古典园林网师园中建造了一个书斋庭院，主建筑叫"殿春簃"，借芍药表达对春天的依依异别之情绪。这个与芍药有关的小小庭院，作为一个经典的景点，主建筑被纽约大都会博物馆仿造，2003年还上了国家发行的特种邮票。

芍药从古以来就广为栽培，培育出了许多品种，花有白、红、绯、黄诸色，还有单瓣、重瓣的区别，开放时真是灿烂若锦，美不胜收。

古代人想出了许多办法吃芍药，有什么芍药根做的酱，芍药芽做的茶，芍药花煮的粥、芍药花酿的酒……慈禧太后也来凑热闹，用芍药花和上鸡蛋、面粉做成薄饼后油炸了吃。但是在医生眼里，芍药就如其名，是一味很重要的中药。

芍药入药是用其根。南朝时的陶弘景发现，开红花的芍药和开白花的芍药，其根的药性是有区别的。孙思邈《千金要方》记载，"凡茯苓、芍药，补药须白者，泻药须赤者"。医生们通过临床实践和经验积累，对其应用和功效也逐步认识，大致说来，是"芍药白补而赤泻，白收而赤散也。"（成无已《注解伤寒论》）后来医生开处方就必须分别写明白芍、赤芍，中药书籍也是分别介绍的。

从治病来说，白芍味苦、酸，归肝、脾经，功效平肝止痛，养血调经，敛阴止汗。用于头痛眩晕，胁痛，腹痛，四肢挛痛，血虚萎黄，月经不调，自汗，盗汗。赤芍味苦，微寒，归肝经，善于清热凉血，散瘀止痛。用于温毒发斑，吐血衄血，目赤肿痛，肝郁胁痛，经闭痛经，癥瘕腹痛，跌扑损伤，痈肿疮疡。

芍药和其他中药组成方子，可以治疗的疾病很多，现在也有许多人用现代药学研究的方法，来探究芍药根的药理作用。如发现芍药有明显的镇痛和解痉作用，对细胞和体液免疫均有增强作用。中医还认为白芍有"柔肝"的作用，这"柔肝"简单几句也说不太清楚，但在实验中发现，白芍确实有保肝和解毒作用。此外，实验还发现白芍有扩张血管、增加气管血流量的作用，有使动物耐缺氧、抗肿瘤或增加某些抗肿瘤药药效的作用。而赤芍，实验也发现有抗血栓形成、抗血小板聚集、抗动脉硬化、降血糖、抗肿瘤、保肝、改善冠状动脉血流量等作用。（见《中华本草》相关条目）

相对来说，白芍的补益功能较受医生重视。1000多年前的唐代，有个叫蔺道人（此人具体情况不详，或是假托）的人，写了一本只有一卷的骨伤科专著《仙授理伤续断秘方》（又名《理伤续断方》），其中有一张叫"四物汤"的处方。方仅四味，分别是白芍、熟地、当归、川芎，治疗血虚滞证，惊惕头晕，月经不调，血瘕块硬，产后恶露不下等证。后来医生们发现，此方配伍相当精当，疗效明确。到了宋代，《太平惠民和剂局方》卷之九"治妇人诸疾"条收入此方，说能"调益荣卫，滋养气血，治冲任虚损，水月不调，脐腹绞痛，崩中漏下，血瘕块硬，发歇疼痛"等。这样，四物汤在临床上的使用就更为广泛了。后来，有的医生加柴胡，有的加人参、黄芪，有的加桃仁、红花，有的加艾叶……扩大了"四物汤"治疗的适应证。可以说，不熟悉"四物汤"，不会加减药味灵活使用"四物汤"，就不能称之为一名合格的中医。

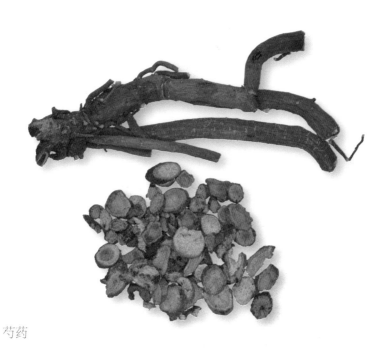

芍药

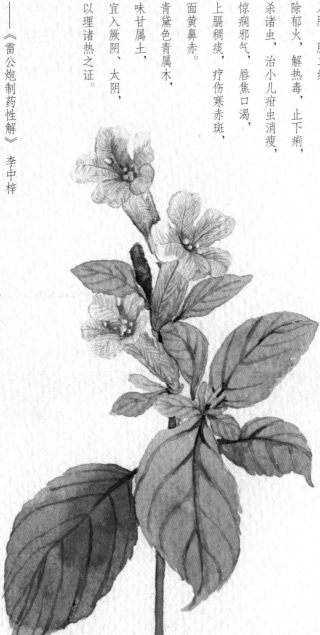

味苦甘，性寒无毒，

入肝、脾二经。

除郁火，解热毒，止下痢，

杀诸虫，治小儿疳虫消瘦，

惊痫邪气，唇焦口渴，

上膈稠痰，疗伤寒赤斑，

面黄鼻赤。

青黛色青属木，

味甘属土，

宜入厥阴、太阴，

以理诸热之证。

——《雷公炮制药性解》李中梓

芃芃出生在北京，暑假到海边去看姥爷、姥姥。两位老人看到聪明可爱的小公主来看他们，非常高兴。准备了许多菜，其中有碗炖蛋，又鲜美又可口，芃芃吃得很开心。

但是她发现蛋里还有像小船一样的东西，里面还有嫩嫩的肉呢："姥爷，这是什么呀？"

姥爷慈祥地说："这叫嘎蜊，是家乡大海送给芃芃的礼物。"

姥爷是教师，知识可多啦："芃芃，嘎蜊是这里的方言叫法，正式应该叫'蛤（音葛）蜊'。蛤蜊肉不仅鲜美、有营养，而且它的壳，还是一味中药呢！"

从前，有个皇帝，他心爱的妃子患上了咳嗽，吃了好多药，但老治不好，脸都肿了。他就下了一道旨意，如果三天内还不能让妃子娘娘停止咳嗽，就要拿御医问罪。有位叫李防御的御医心想，好多名贵的中药都试过了，还是没有效果，还有什么办法呢？

他回到家里，茶饭不思，愁得流下了眼泪，忽然听到外面街上有人喊："止咳药一个铜板买一包，吃了今夜就得睡——"

李御医一听，忙叫人将那卖药人叫进来。一看那药，是一种灰绿色的粉末。卖药人说，每次一小包，一天吃一次。药很便宜，也没有啥异味。李御医就买了十包，先自己吃了三包。吃下肚后也没觉得有什么不良反应，心想这药没有毒，可以给妃子娘娘试试。

于是他拿了药进宫去，也是三包并成一包给妃子吃。皇妃服了药后，下半夜咳嗽就止住了，睡了个好觉，第二天脸肿也消退了。皇帝很开心，要重重地赏赐他。李御医赶快去找到了那卖药人，愿意用很多钱买他的药方。那卖药人爽朗地笑道：其实这药也没什么复杂的，就是这海中的蛤蜊的壳，煅成灰，再放些青黛，叫黛蛤散。

姥爷给芃芃讲的故事，收录在一本叫《医说》的古书中。可喜的是，将青黛和蛤粉治病的方子，传了下来。

清道光年间的《卫生鸿宝》中，记载了青黛散治肝火上冒犯肺之痰火咳嗽，方用青黛3钱（水飞净）、蛤粉3钱（新瓦煅），蜜丸指头大，临卧噙化。这一记载大致明确了药量，而且有炮制的要求，用蜜为丸，这样可以更好地服用，服法是含在嘴里慢慢咽。最关键的是，不是一般的治咳嗽，而且适合肺热有痰火的咳嗽。近代北京名医施今墨也经常用黛蛤散给人治病，他的分析更为具体入微："二药参合，清泄肝肺郁热、化痰止咳，用于治疗肝火犯肺所引起的头晕耳鸣、咳嗽不已、痰中带血、咽喉不利、胸胁作痛等症。另外，也可用于治疗支气管扩张所引起的咳嗽吐痰、痰吐不尽、咳血、咯血等症。外用可治黄水疮。"（《施今墨对药》）

黛蛤散现在收在国家药典里，不过两药比例和古方相比有了调整，青黛只占蛤粉的十分之一。关于功能与主治，阐述更加精确："清肝利肺，降逆除烦。用于肝火犯肺所致的头晕耳鸣、咳嗽吐衄、痰多黄稠、咽膈不利、口渴心烦。"古代民间的一张方子，直到今天还用于临床，真是中医药史上的一段佳话啊！

至于青黛，也是一味收录在药典中的中药，是用一种叫蓝的植物，经过加工制得的干燥粉末。

说起此蓝，那真是说来话长了。

据吴佩颖等《大青叶、板蓝根和青黛的本草考证》中介绍：最早以蓝实名载于《神农本草经》上品，《名医别录》说"蓝实生河内平泽，其茎叶可以染青"。讲到了蓝实含有靛蓝的本质特征。到了《唐本草》，蓝有了三种：木蓝子、菘蓝、蓼蓝。《神农本草经》所载的蓝实，其实是蓼蓝的种子。宋代《证类本草》记载说"蓝处处有之，人家蔬作畦种"，说明当时已开始栽培。青黛最早出现在宋代，主要是为了从蓝中提取靛蓝和靛玉红，因菘蓝中这两种物质含量高而被作为首先考虑的品种。《本草纲目》说："蓝凡五种，各有主治"，分别是蓼蓝、菘蓝、马蓝（又叫板蓝）、吴蓝、木蓝。但是，吴蓝今已失传。

现在作药用的青黛，严格地说应称为蓝靛，系从爵床科植物马蓝、蓼科植物蓼蓝或十字花科植物菘蓝提炼而得。早在战国时，学者荀子《劝学篇》中就说到"青，取于蓝，而青于蓝"，可见那时就从蓝草中提炼青了。但当时青黛（靛）只是一种染料，后来才发展为药用。

青黛作为中药，独特的是不以原植物入药，而是以经过浸泡、打靛和淘花三个工序加工取得的蓝中的精华物质入药。那么青黛是如何得到的呢？据载：

在秋季收割（蓝的）茎叶，将其置于浸泡池内，引入河水，将其完全淹没，浸泡发酵数日，待池液呈污绿色时，捞去残渣，投入石灰，充分搅拌，静置1至2日，弃去上清液，收集底部的沉淀物移至小池中，静置，再弃去上清液，得到半成品——粗靛。粗靛再经过水飞除杂等精制过程，干燥后即得青黛成品。

当石灰放进去搅拌，可看见翠绿色的浸出液发生美妙的变化，颜色从淡绿→灰绿→灰红→灰紫→青灰→青色→最后变成紫红色。停止搅拌后，靛蓝就沉淀在缸底了。

青黛是味常用中药，过去主要因有清热解毒作用，被用于治疗腮腺炎、溃疡性结肠炎等。有一种中成药叫青黛散，如喉咙肿痛、口腔溃疡，喷一点在患处，大约一两天就好了。现在研究发现，青黛还有保肝、抗菌的作用，青黛所含的靛玉红有抗癌功效，对白血病也有一定的治疗作用。

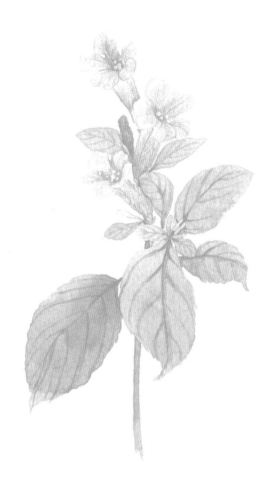

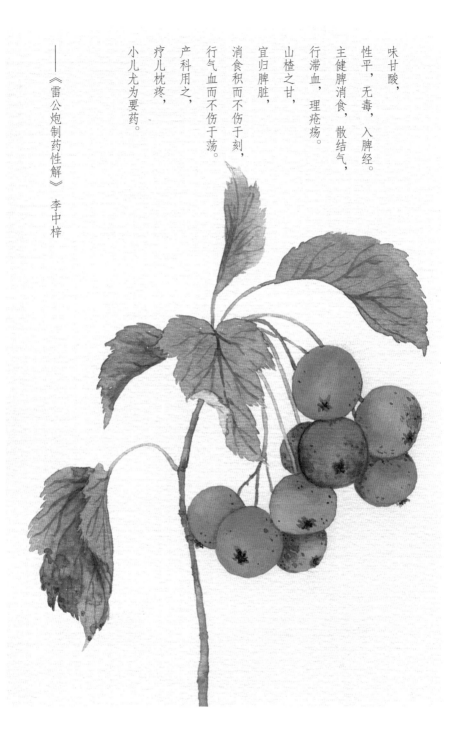

味甘酸，

性平，无毒，入脾经。

主健脾消食，散结气，

行滞血，理疮疡。

山楂之甘，

宜归脾脏，

消食积而不伤于刻，

行气血而不伤于荡。

产科用之，

疗儿枕疼，

小儿尤为要药。

——《雷公炮制药性解》李中梓

山楂

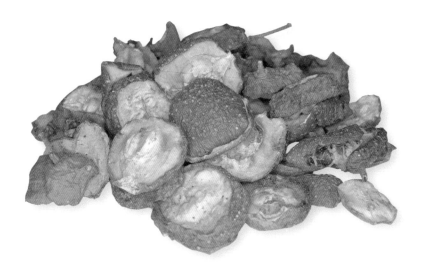

北京过年时的庙会，人来人往好不热闹。人群里有许多风景，而最吸引人的或许是肩上扛着插满一串串冰糖葫芦的桩子的小贩。

那冰糖葫芦其实就是煮熟的山楂上面裹了一层凝固的糖，如同晶莹的红玛瑙藏在黄玉里，非常诱人。山楂是北方山里一种非常普通的小水果，但做成冰糖葫芦在庙会上卖，就给人不一样的感觉了，咬一口，酸酸甜甜的，孩童爱，大人想，竟成了北京乡愁的标志性小吃之一。因为冰糖葫芦好看也好吃，现南方一些城市也常能见到这种小吃。

一般说来，医生对吃东西比较讲究，特别是对食用小贩自制的街头小食品，并不太赞成，但对冰糖葫芦，却并不禁忌，或者还有点首肯："嗯，年节里东西吃得多，吃点山楂也不错呢！"

原来，山楂不仅是一种水果，也是一味良药。北京著名的同仁堂药铺有一著名中成药叫"大山楂丸"，主药为山楂，配以少量的炒麦芽、六神曲，以白糖和炼蜜为丸，主治脾胃不和引起的饮食停滞，脘腹胀满，消化不良，食欲不振等。此药不难吃，虽仅含三味药，配伍也看似平凡，但在医生的指导下服用药效还是很显著的。

大山楂丸药虽普通，但出身高贵，处方来源于清宫大内。清宫里人上至皇帝、皇后，下至妃嫔、宫女，都有一个特点：吃得好，活动少，这样就容易得消化不良、胃纳欠佳的症状，御医经常要进宫去治疗这类病症。他们有一常用处方叫"三仙饮"，虽名为仙，却一点也不神奇，就是由炒焦的山楂、神曲和麦芽组成，将这三味中药同研为末，就叫"焦三仙"，"仙"是表明其药效神奇的意思。如果医生根据病人身体情况再加些其他中药，效果会更好。如慈禧太后就常要服加味"三仙饮"，就是在"三仙饮"的基础上再加些桑叶、竹茹、厚朴之类，增加些理气、健脾之类的功能。这些处方现在还保存在故宫里。

山楂是中药里传统的消化类药，主要是帮助消化肉类食积，有的主妇烧肉，放两颗山楂，据说肉更容易煮烂。李时珍在《本草纲目》中说："（山楂）古方罕用，故唐本（草）虽有赤爪，后人不知即此（山楂）也。自丹溪朱氏始著山楂之功，而后遂为要药。""要药"的评价，不是浪得虚名，要在临床上效果确实并被经常使用才能当此嘉誉，不然御医们也不敢动辄开出"三仙饮"了。但中医好像不喜欢单用山楂，为了增加疗效，通常还会加些其他健脾胃、消积滞的中药如神曲、麦芽、白术、木香、枳壳等。

有人说，山楂又叫山里红，事实上山楂药材来源没有这么简单。

山楂和山里红是两种植物。山里红又叫棠棣、红果，果实比山楂大一点，也有的地方叫大山楂，目前都作北山楂入药。药学专家调查后发现，我国山楂属植物资源很多，分布甚广，这是好事，但也带来了一些混乱，以山楂为名实际使用的品种较多，并不是只有两种，至少有山楂、山里红、野山楂（一般叫南山楂）、云楂（云南山楂）四种。

有人要问了，一般人如何分辨北、南山楂呢？一般说来，果大肉厚、颜色较为鲜红的切片山楂，多为北山楂，果小核大整个压成小饼的，多为南山楂。

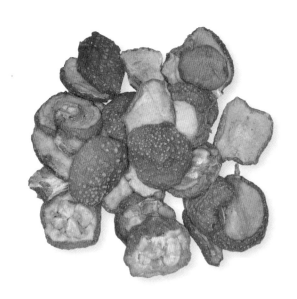

山楂

专家对这四种"山楂"的成分进行了分析，发现各种"山楂"的成分有所不同，对人的作用也不一样。相对来说，北山楂对肠胃的作用大，也就是促消化功能确实有效，但南山楂对肠胃的作用就不占优势了。

因为山楂主要是用作消化类药材的，有人担心南山楂被从消化药中除名，于是替南山楂打抱不平。一是凭推理说朱丹溪是浙江义乌人，当时长江流域及南方各地中药店铺处方配伍所用的山楂应该是南山楂，朱氏所用的山楂也就是南山楂。其实中药讲究道地药材，为了确保临床疗效，药商常不远千里将质量最好的原产地药材采购而来，南方药铺里卖北方药材，北方药铺里有南方产的药材，这是很正常的事，因此这个推理说服力不强。二是说安徽沿江所生产的保和丸、大山楂丸、午时茶等，其组方用的药是当地取材的南山楂，在医药界从未产生过非议。其实这些成药，并不是一味山楂，而是由多味药组成，这样的证明似乎说服力也不是很强。

其实，大可不必为南山楂这样抱屈。

南山楂为山楂属，不是假山楂，这毋庸置疑，它自有自己的宝贵价值。

据研究，南山楂含有黄酮类、三萜类、有机酸、甾醇类、胡萝卜素等有用物质，有降血脂、抗心肌缺血、抗动脉粥样硬化、抗氧化、抗生殖损伤甚至促进生毛发等作用，而且降血脂的作用还较突出（朱彦陈等《南山楂化学成分与药理作用研究进展》，《江西中医药》，2014 年第 12 期）。如今国人生活条件好了，血脂高者不少，南山楂有此功效，岂不是一个药食两用、安全而无副作用少的好东东？现在有人将含南山楂的组方或成药用于治疗高血压、冠心病、高血脂，效果不错（不过药书上说北山楂也有此功效，临床也用来治疗这些疾病，具体还要等待进一步的研究成果）。中老年人平时泡杯南山楂茶（可加枸杞、白菊花之类），有一定的保健作用呢。

山楂用于治疗消化不良等证时，往往用炒过的或者炒焦的，但炒得越厉害，其所含的黄酮类物质就被破坏越多，其中的金丝桃苷也就越少；脂溶性有机酸含量似乎不受炮制的影响。因此，是用炮制山楂还是用生山楂，要由医生根据临床的需要来决定。

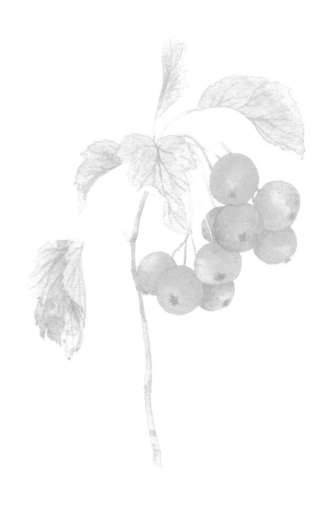

主治疥瘙痂痒、恶疮，

气味苦寒，

苦杀虫而寒清热也。

又曰：杀虱者，

言不但治疥瘙，

而且杀虱也。

又曰：治留热在骨节间者，

主不但治痂痒恶疮，

且治留热在骨节间也。

禀金水之精，

得春生之气，故明目。

——清·张志聪《本草崇原》

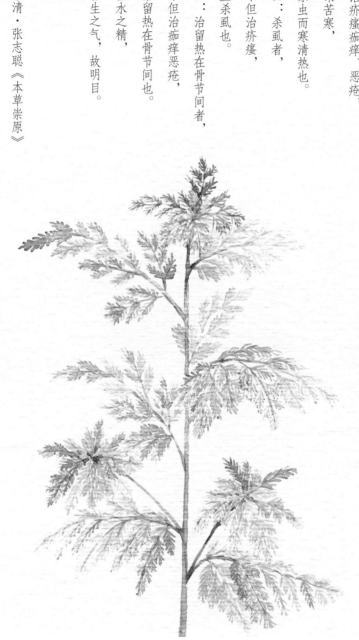

青蒿

仙翁有秘法，今日显奇功

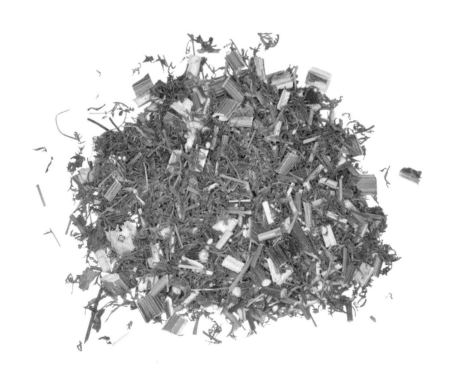

大约 1700 年前，江南句容县一带有一位名叫葛洪的道士，他平时喜欢炼丹，也给人看病，因医术高明，人称"小仙翁"。

有一天，一位病人前来找他治病。这病人的病情可真怪，一会儿冷得发抖，一会儿又不吃药症状缓解了。

葛洪一看就明白了，他患的是疟疾，给他开的药只有一味，名叫青蒿。服法也很特别，不用水煎，也不研末，而是用水浸后，绞取汁，将汁全部服下。后来，这个治疗药方和特殊的服药方法记载在他所著的《肘后备急方》卷三中，在十六个"治寒热诸疟方"里名列第二，流传至今。

到了 20 世纪 60 年代，中国因支持越南抗美战争需要，开展了抗疟疾药物研究。这个科研任务于 1967 年下达，叫"523 任务"，当时还属于一个军事科研课题。1969 年，全国"523 办公室"邀请北京中药所加入"523 任务"的"中医中药专业组"。北京中药所指定化学研究室的屠呦呦担任组长，另还有一位组员，但于 1970 年底调往其他组了。

科研人员对抗疟新药物研究的思路之一是，从祖国传统医药学宝库中寻找，然后用现代科学技术进行升华，无数个日日夜夜的辛勤工作换取了令人振奋的进展。据《自然辩证法通讯》2013 年第 1 期上刊登的《"523 任务"与青蒿素发现的历史探究》(作者黎润红、饶毅、张大庆)中说:

屠呦呦的书中写道:在她看了东晋葛洪《肘后备急方》中将青蒿"绞汁"用药的经验,从"青蒿一握,以水一升渍,绞取汁,尽服之"截疟,悟及可能有忌高温或酶解等有关的思路,改用沸点比乙醇低的乙醚提取,并将该提取物分为中性和酸性两部分,经反复实验,才于 1971 年 10 月 4 日分离获得的 191 号的青蒿中性提取物样品显示对鼠疟原虫 100% 抑制率……1971 年 7 月份以后,他们初步筛选了中草药单、复方一百多种,青蒿也在其中。先是发现青蒿的水煎剂无效,95% 乙醇提取物的效价只有 30%~40%,复筛时从本草和民间的"绞汁"服用的说法中得到启发,考虑到有效成分可能在亲脂部分,于是改用乙醚提取,这样动物效价才有了显著的提高……1972 年 3 月 8 日,屠呦呦作为北京中药所的代表,在全国"523 办公室"主持的南京"中医中药专业组"会议上做了题为《用毛泽东思想指导发掘抗疟中草药工作》的报告,此次会议中她报告了青蒿乙醚中性粗提物的鼠疟、猴疟抑制率达 100% 的结果,引起了全体与会者的关注。

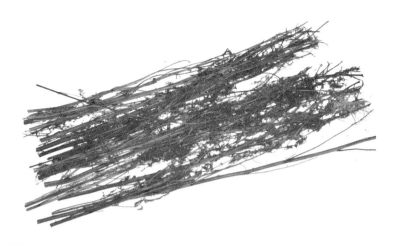

青蒿

接下来的发展让人振奋，屠呦呦以及她的团队，还有许多其他的科技工作者，通过艰苦努力，终于取得了辉煌的成果，给世界贡献了一个一线抗疟药，挽救了数以百万疟疾病人的生命，在世界抗疟史上有里程碑意义。屠呦呦作为这一科研成果的代表性、关键性科学家，2011年获得了拉斯克临床医学奖，2015年获得诺贝尔医学奖。

屠呦呦的获奖，既是她名至实归的殊荣，也是中华民族的骄傲，她在诺奖获奖典礼上的演讲中说："接受任务后，我收集整理历代中医药典籍，走访名老中医并收集他们用于防治疟疾的方剂和中药，同时调阅大量民间方药。在汇集了包括植物、动物、矿物等2000余种内服、外用方药的基础上，编写了以640种中药为主的《疟疾单验方集》。正是这些信息的收集和解析铸就了青蒿素发现的基础，这也是中药新药研究有别于一般植物药研发的地方。"她还说：

> 当年我面临研究困境时，又重新温习中医古籍，进一步思考东晋（公元 3~4 世纪）葛洪《肘后备急方》有关"青蒿一握，以水二升渍，绞取汁，尽服之"的截疟记载。这使我联想到提取过程可能需要避免高温，由此改用低沸点溶剂的提取方法。

屠呦呦明确向世界宣布，是祖国医药学、特别是 1700 年前医药学家葛洪用青蒿治疟的方法，给了她克服困难、寻找研究新突破的启发。她感慨地说"中国传统中医药是一个丰富的宝藏，值得我们多加思考，发掘提高"。

青蒿作为药，最早见于马王堆三号汉墓的帛书《五十二病方》，其后的《神农本草经》《补遗雷公炮制便览》《本草纲目》等典籍都有青蒿治病的记载。然而，古籍虽多，都没有明确青蒿的植物分类品种。千余年来青蒿资源品种混乱，青蒿、艾蒿、牡蒿、邪蒿、白莲蒿、茵陈蒿……不一而足。经研究，这些蒿可能治其他病有效，但对治疟是无效的。屠呦呦研究还发现，那时的药典收载了 2 个青蒿品种，但还有 4 个其他的混淆品种也在使用。后续深入研究发现：仅 Artemisia annua L. 也就是黄花蒿这一种含有青蒿素（现在的药典只收这一种了），抗疟有效，但也有药用部位、产地、采收季节等的影响。

当然，从中医看来，青蒿并不是只有抗疟一种药用作用，它还有其他药用。医藉记载它苦、辛、寒，归肝、胆经。有清热解暑的功效，用于暑邪发热，阴虚发热，劳蒸发热，湿热黄疸等证。苏州在 80 年代以前，到了盛暑季节，许多商店会在店门口放一开水桶，里面泡着一大把青蒿，免费供行人或顾客饮用。这本是一种良俗，但后来生活条件好了，瓶装饮料丰富了，青蒿茶就消失了。其实江南夏季湿热异常，青蒿茶清热去暑去湿的作用比又香又甜的瓶装饮料要好。

青蒿是常用中药，也用于治疗其他疾病。清代吴鞠通《温病条辨》"下焦篇"中有一青蒿鳖甲汤，是治疗温病后期邪热内伏的名方，后世医家多有发挥，在临床各科常会用到，近年来用于治疗癌性发热、血液病等，有较好疗效。

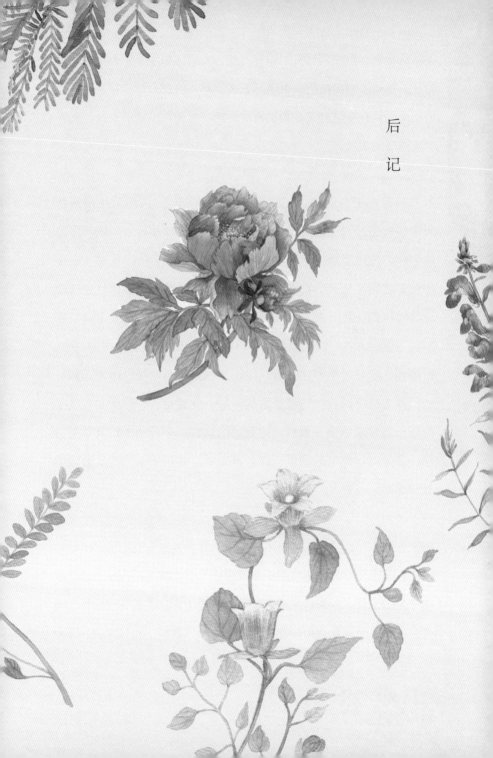

后

记

本书从构思、组织素材直到编写成册、出版，如今终于要和读者见面了。创作过程虽曲折，也遇到许多困难，好在每一步都有朋友热情相助，若没有这些关心和支持中医药文化的同道者的支持，难有今天本书的面世。

本书的起意来自编辑。2014年6月末的一天，人民卫生出版社周宁编辑通过我在医院工作的女儿联系到我，并写来了热情洋溢的信件，托出了她的想法，原来她在读过我的另外一本书《走读苏州》之后，从书中找到了我曾经从医的蛛丝马迹，而且她还敏锐地感悟到，我对医学的热爱和对医书的广泛涉猎。她很快找到了我的联系方式，诚恳邀约，没有她的执着，就没有此书的立题。在策划、定位、统筹、编辑、设计等方面，周老师付出了无数心血，并亲自帮助我找到了合适的画师，促成合作，督促我提供了符合出版要求的照片素材。因为她的认真、辛苦和不厌其烦的劳动，方才有了此书的问世，作者首先要对编辑的辛勤劳动致以敬意和感谢。

要做好一本中药文化的书，不仅仅艺术性上要有一定门槛，科学性上还要不出差错，苏州市中医医院在这本书的编写过程中担当了学术审定的重任。院长、主任中医师葛惠男（南京中医药大学博士研究生导师，全国重点中医临床专科——脾胃病科学科带头人、苏州

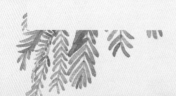

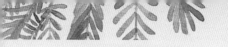

市吴门医派研究院院长），亲自任书稿内容的专家小组组长，留法医学博士、主任中医师王纯庠，主任中医师赵建玲，苏州市中医医院药学部副主任吴鉴功，四位专家分别审读了书稿，确保了本书的质量。经他们各自亲笔审改的原稿和本书，苏州市档案中心决定作永久收藏。

本书所配的中药照片，涉及原药材和饮片的鉴定，为此组成了照片鉴定和拍摄专家小组：由苏州市中医医院中药房负责人、副主任中药师沈多荣担任组长，组员有苏州市中医医院中药师吴海山、蒋智音苏州市天灵中药饮片有限公司市场部经理、中药师徐飞飞，行政部经理沈莲，质保部经理单金红。苏州天灵中药饮片有限公司无偿提供了照片拍摄所需用的原药材和饮片。

三甲医院苏州大学附属第一医院副主任药师顾继红，担任本书药学咨询顾问。

苏州市中医医院资料室曹雄华，苏州图书馆馆员卿朝晖，年逾九旬的江苏省名老中医俞大祥提供了部分资料，还有部分资料由周宁编辑提供。

这些专家的工作，对本书书稿撰写和照片拍摄的顺利完成，起到了

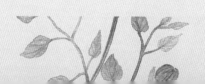

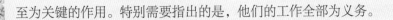

至为关键的作用。特别需要指出的是，他们的工作全部为义务。

青年画家三淼姑娘是"豆瓣"网知名画师，享有很高人气，为本书不计酬劳，全身心投入绘画创作。三淼因长年作画用情过深，积劳成疾，突发重病住院，在康复期间克服困难完成本书画稿，让人感动。相信读者欣赏到这些美好的水彩本草图，便可感知，她把一颗真心交给了这些美丽的植物。

美编尹岩老师和她的设计团队为本书精心设计，不计时间和精力成本，使得读者手持此书，不仅有淡淡药香拂面，而且融有艺术气息的书香沁人心脾，让人阅读时赏心悦目。

全书策划组织编写难度大，还遗留有个别问题，比如"茯苓"的手绘图不够准确，但考虑到修改画稿难度较大，也考虑到画师三淼的实际困难，同时考虑到后文中补充的实拍照片可以很好的给读者以参考，故此，留有个别遗憾有待改版时修订，请读者朋友给予体谅。

虽是薄薄一本书，但其中凝聚了许多人的心血，出版之际谨致以真诚的谢意！作者和这些提供无偿劳动的专家、朋友一样，希望这本书让读者在享受阅读带来的愉悦的同时，不知不觉中学到了一些中

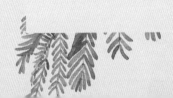

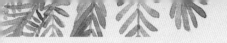

药和中医的最基本知识，了解了中医药文化，并因而喜欢和相信中医和中药。这亦是作者和编辑之初心，与读者共勉。

嵇元　执笔　秋水　校对

2016 年 8 月姑苏荷花盛开之季

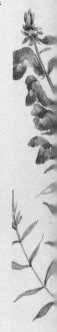

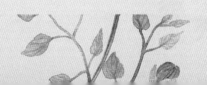

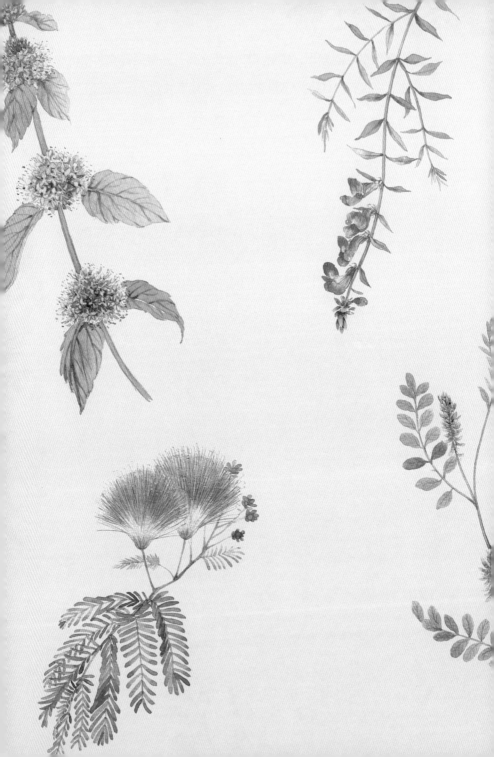

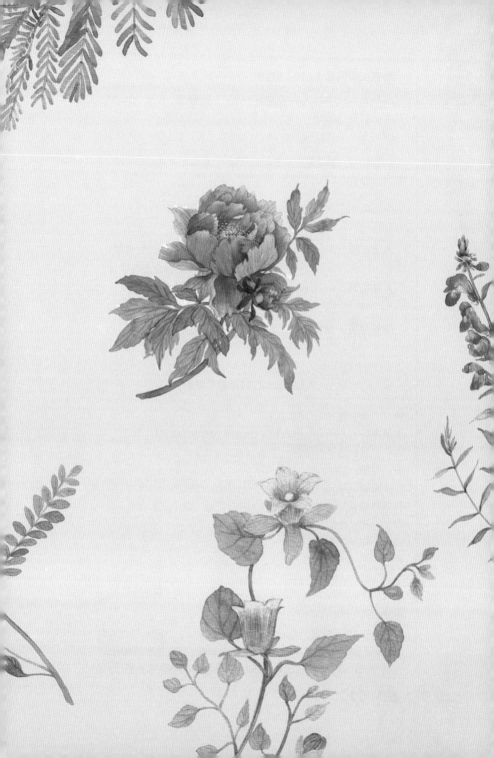

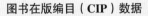

图书在版编目（CIP）数据

本草：生长在时光的柔波里 / 嵇元，嵇晔著．—北京：人民卫生出版社，2016

ISBN 978-7-117-23315-6

Ⅰ.①本… Ⅱ.①嵇… ②嵇… Ⅲ.①本草-汇编 Ⅳ.①R281.3

中国版本图书馆 CIP 数据核字（2016）第 222577 号

| 人卫智网 | www.ipmph.com | 医学教育、学术、考试、健康、购书智慧智能综合服务平台 |
| 人卫官网 | www.pmph.com | 人卫官方资讯发布平台 |

本草：生长在时光的柔波里

著　　者：嵇　元　嵇　晔
出版发行：人民卫生出版社（中继线 010-59780011）
地　　址：北京市朝阳区潘家园南里 19 号
邮　　编：100021
E - mail：pmph @ pmph.com
购书热线：010-59787592　010-59787584　010-65264830
印　　刷：北京盛通印刷股份有限公司
经　　销：新华书店
开　　本：850×1168　1/32　印张：9.5
字　　数：185 千字
版　　次：2016 年 11 月第 1 版　2016 年 11 月第 1 版第 1 次印刷
标准书号：ISBN 978-7-117-23315-6/R·23316
定　　价：58.00 元

打击盗版举报电话：010-59787491　E-mail：WQ @ pmph.com
（凡属印装质量问题请与本社市场营销中心联系退换）